中医辨证治疗与针灸推拿

主编 赵志新 潘凤芹 赵伟娜 严胜利

上海交通大学出版社
SHANGHAI JIAO TONG UNIVERSITY PRESS

内容提要

　　本书重点介绍了临床常见病证的辨证治疗、针灸治疗和推拿治疗，全书内容丰富、覆盖面广，具有一定的科学性和实用性，可供各级医院、诊所的中医医师和针灸推拿医师阅读使用。

图书在版编目（CIP）数据

　　中医辨证治疗与针灸推拿 / 赵志新等主编. --上海：
上海交通大学出版社，2023.10
　　ISBN 978-7-313-29120-2

　　Ⅰ. ①中… Ⅱ. ①赵… Ⅲ. ①辨证论治②针灸疗法③
推拿 Ⅳ. ①R24

　　中国国家版本馆CIP数据核字（2023）第134598号

中医辨证治疗与针灸推拿
ZHONGYI BIANZHENG ZHILIAO YU ZHENJIU TUINA

主　　编：赵志新　潘凤芹　赵伟娜　严胜利
出版发行：上海交通大学出版社　　　　　　　地　　址：上海市番禺路951号
邮政编码：200030　　　　　　　　　　　　电　　话：021-64071208
印　　制：广东虎彩云印刷有限公司
开　　本：710mm×1000mm 1/16　　　　　经　　销：全国新华书店
字　　数：202千字　　　　　　　　　　　　印　　张：11.5
版　　次：2023年10月第1版　　　　　　　　插　　页：2
书　　号：ISBN 978-7-313-29120-2　　　　　印　　次：2023年10月第1次印刷
定　　价：198.00元

编委会

前言

FOREWORD

中医学是一门独立学科，有完整的理论体系，其集中了中华民族几千年来与疾病做斗争的经验之大成；同时又与历代各门学科成就熔为一炉，形成了完整的中医学理论体系及完备的中医诊疗体系。其理论之博大精深，诊治经验之丰富无比，在世界医学史上都是独一无二的。

中医学的特色充分体现了中华文化的底蕴，是中华民族文化瑰宝之一。业医者，须博览群书、精读医典、上知天文、下知地理、中通人事、勤求古训、博览众方，临证方能左右逢源、触类旁通。中医学典籍之多，浩如烟海。每部典籍中都蕴藏着精辟的理论和独到的见解，学归己用，临证方可做到心中有数，洞察病证症结所在。法于往而验于今，身为中医者，更应忠实继承，灵活运用，并加以发扬光大，严谨地从事临证，细致地处理病证。

另外，针灸推拿学作为中医学的重要组成部分之一，由于其适应证广、收效快，且具有经济、简便、痛苦小的优点，受到广大患者的欢迎。经过长期的临床实践，针灸推拿学积累了丰富的疾病治疗经验，也逐步发展出较完整的、独特的理论体系。

为了帮助现代中医师和针灸推拿师更好地掌握中医辨证治疗方法以及应用钅灸推拿治疗技术，我们特别组织编写了这本《中医辨证治疗与针灸推拿》。

本书重点介绍了临床常见病证的辨证治疗、针灸治疗和推拿治疗,全书内容丰富、覆盖面广,具有一定的科学性和实用性,可供各级医院、诊所的中医师和针灸推拿师阅读使用。

由于编写时间仓促、编写经验不足,书中存在的错误和疏漏之处,恳请各位读者予以指正,以便进一步完善。

《中医辨证治疗与针灸推拿》编委会

2023 年 3 月

目 录

CONTENTS

第一章 中医基础学说

第一节 阴 阳 学 说

阴阳学说是中国古代朴素的对立统一理论,它认为阴和阳两个对立统一的方面,贯穿于一切事物之中,是一切事物运动和发展变化的根源及其规律。

阴阳是宇宙中相互关联的事物或现象对立双方属性的概括。凡是运动的、外向的、上升的、温热的,无形的,明亮的、兴奋的都属于阳,相对静止的、内守的、下降的、寒冷的、有形的、晦暗的、抑制的都属于阴。

一方面阴阳双方是通过比较而分阴阳,如 60 ℃的水,同 10 ℃的水相比,当属阳,但同 100 ℃的水相比则属阴。因此,单一事物就无法定阴阳。另一方面,阴阳之中复有阴阳,如昼为阳,夜属阴,而白天的上午属阳中之阳,下午则属阳中之阴,黑夜的前半夜为阴中之阴,后半夜为阴中之阳。但是必须注意任何事物都不能随意分阴阳,不能说寒属阳,热属阴,也不能说女属阳,男属阴,必须按照阴和阳所特有的属性来一分为二才是阴阳。阴阳学说的基本内容概括为以下 5 个方面。

一、阴阳交感

阴阳交感是指阴阳二气在运动中互相感应而交合的过程,阴阳交感是万物化生的根本条件。在自然界,天之阳气下降,地之阴气上升,阴阳二气交感,形成云、雾、雷、电、雨、露,生命得以诞生,从而化生出万物。在人类,男女媾精,新的生命个体诞生,人类得以繁衍。如果阴阳二气在运动中不能交合感应,新事物和新个体就不会产生。

二、阴阳对立制约

对立即相反,如上与下、动与静、水与火、寒与热等。阴阳相反导致阴阳相互制约,如温热可以驱散寒气、冰冷可以降低高温、水可以灭火、火可以使水沸腾化气等,温热与火属阳,寒冷与水属阴,这就是阴阳对立相互制约。阴阳双方制约的结果,使事物取得了动态平衡。

三、阴阳互根互用

阴阳互根是指一切事物或现象中相互对立着的阴阳两个方面,具有相互依存,互为根本的关系,即阴和阳任何一方都不能脱离另一方而单独存在,每一方都以相对的另一方的存在为自己存在的前提和条件。如热为阳,寒为阴,没有热也就无所谓寒,没有寒也就无所谓热。阴阳互用是指阴阳双方不断地资生,促进和助长对方。如藏于体内的阴精,不断地化生为阳气,保卫于体表的阳气,使阴精得以固守于内,即阴气在内,是阳气的根本,阳气在外是阴精所化生的。

四、阴阳消长平衡

阴阳消长平衡是指对立互根的双方始终处于一定限度内的,彼此互为盛衰的运动变化之中,致阴消阳长或阳消阴长等。阴阳消长平衡包括以下 4 种类型。

(一)此长彼消

这是制约较强造成的,如热盛伤阴,寒盛伤阳皆属此类。

(二)此消彼长

这是制约不及所造成的,如阴虚火旺,阳虚阴盛皆属此类。

(三)此长彼亦长

这是阴阳互根互用得当的结果,如补气以生血,补血以养气。

(四)此消彼亦消

这是阴阳互根互用不及所造成的,如气虚引起血虚,血虚必然气虚,阳损及阴,阴损及阳等。

阴阳平衡指对立互根的阴阳双方,总是在一定限度内、在一定条件下维持着相对的动态平衡。

五、阴阳相互转化

阴阳相互转化指对立互根阴阳双方在一定条件下可以各自向其相反的方面发生转化,即阳可转为阴,阴可转为阳,气血转化,气精转化,寒热转化等,一般都产生于事物发展变化的"物极"阶段,即所谓"物极必反"。阴阳消长是一个量变的过程,而阴阳转化是在量变基础上的质变。

第二节 五 行 学 说

五行学说也属古代哲学范畴,是以木、火、土、金、水 5 种物质的特性及其"相生"和"相克"规律来认识世界,解释世界和探求宇宙规律的一种世界观和方法论。所谓五行是指木、火、土、金、水五种物质及其运动变化。

一、五行特性

(一)木的特性

"木曰曲直","曲"屈也,"直"伸也。曲直即是指树木的枝条具有生长柔和,能曲又能直的特性。因而引申为凡具有生长、升发、条达、舒畅等性质或作用的事物均归属于木。

(二)火的特性

"火曰炎上","炎"是焚烧、热烈之义,"上"是上升。"炎上"是指火具有温热上升的特性。因而引申为凡具有温热、向上等特性或作用的事物,均归属于火。

(三)土的特性

"土爱稼穑","爱"通"曰","稼"即种植谷物,"穑"即收割谷物。"稼穑"泛指人类种植和收获谷物的农事活动。因而引申为凡具有生化、承载、受纳等性质或作用的事物,均归属于土。

(四)金的特性

"金曰从革","从",由也,说明金的来源,"革"即变革,说明金是通过变革而产生的。自然界现成的金属极少,绝大多数金属都是由矿石经过冶炼而产生的。冶炼即变革的过程,故曰"金曰从革"。因而凡具有沉降、肃杀、收敛等性质或作用的事物,都归属于金。

(五)水的特性

"水曰润下","润"即潮湿、滋润、濡润,"下"即向下,下行,"润下"是指水滋润下行的特点。故引申为凡具有滋润、下行、寒凉、闭藏等性质或作用的事物皆归属于水。

二、五行的生克制化规律

(一)五行相生

五行相生是五行之间递相资生、促进的关系,是事物运动变化的正常规律。其次序为木生火、火生土、土生金、金生水、水生木、木生火。

(二)五行相克

五行相克是五行之间递相克制、制约关系,是事物运动变化的正常规律。其次序为木克土、土克水、水克火、火克金、金克木、木克土。

五行相生关系又称为"母子关系",任何一行都存在"生我"和"我生"两方面的关系。"生我者为母","我生者为子"。五行相克关系又称为"所胜""所不胜"关系,"克我"者为"所不胜","我克者"为"所胜"。

(三)五行制化

五行制化是指五行之间生中有制,制中有生,递相资生制约以维持其整体的相对协调平衡的关系。如木克土,土生金,金克木,说明木克土,而土生金,金反过来再克木,维持相对平衡关系。水克火,水生木,木生火,说明水既克火,又间接生火,以维持相对协调平衡的关系。

三、五行乘侮和母子相及

(一)五行相乘

五行相乘是五行中的某一行对被克者的另一行过度克制,从而致事物与事物之间失去了正常的协调关系,其原因是克我者一行之气过于强盛或我克者一行之气本气虚弱。如生理状态下,木克土;在病理状态下,即出现木乘土,原因有木旺乘土或土虚木乘。

五行相乘规律与五行相克的次序完全一致,但意义不同,前者是病理状态,后者是生理状态。

(二)五行相侮

五行相侮是五行中某一行对原来克我者的一行反向克制,从而使事物间失去了正常的协调关系。其原因是我克者一行之气过于强盛或克我者一行之气本身虚弱。如生理状态下,木克土;在病理状态下,即出现土侮木。五行相侮规律与五行相克规律相反,是一种病理状态。

(三)母子相及

1.母病及子

母行异常影响到子行,结果母子两行均异常。

2.子病犯母

子行异常影响到母行,结果母子两行均异常。

第三节 藏 象 学 说

藏象学说是通过对人体的生理、病理现象的观察,研究人体脏腑等的生理功能、病理变化及其相互关系的学说。

一、五脏

(一)心的主要生理功能及病理表现

1.心主血脉

心主血脉是指心气推动血液在脉中运行,流注全身,发挥营养和滋润作用。心主血脉的前提条件是心行血,指心气维持心脏的正常搏动,推动血液在脉中运行;心生血,是指心火将水谷精微"化赤"生血;心主脉,是指脉道的通畅,血液在脉中的正常运行,形成脉象。心主血脉的生理表现,主要从以下 4 个方面观察:面色红黄隐隐,红润光泽;舌质淡红;脉象和缓有力,节律均匀,一息四至;虚里搏动(指心尖)和缓有力,节律均匀,其动应手。其病理表现:心气虚,心血虚,血脉空虚可导致心悸不安,面色苍白或萎黄,舌质淡白,脉细弱微,虚里心悸不安;心血淤,心血阻滞,可出现心绞痛症状,面色灰暗,唇青舌紫,脉结、代、促、涩,虚里闷痛。

2.心藏神

心藏神主要是指心具有主宰人体五脏六腑,形体官窍的一切生理活动和人体精神意识思维活动的功能。而精神意识思维活动主要体现在五神,即神、魂、魄、意、志;五志,即喜、怒、忧、思、悲。五神五志又分属五脏,但主宰是心。中医学中有心(属五脏)和脑(属奇恒之腑)等概念,但以心概脑。心主神志的生理表现,主要是精神饱满,反应灵敏。其病理表现如下。①心不藏神:反应迟钝,健忘,神志亢奋,烦躁不安,失眠,谵语多梦。②神志衰弱:神志不合,萎靡不振;神

5

志错乱和癫狂等,后者属现代医学重型精神病范畴。

(二)肺的主要生理功能和病理表现

1.肺主宣发

肺主宣发指肺气向上升宣,向外布散。其生理作用:①通过呼吸运动,排除人体内浊气;②通过人体经脉气血运行,布散由脾转输而来的水谷精微,津液于全身,内至五脏六腑,外达肌腠皮毛;③宣发卫气,调节腠理开合,排泄汗液,并发挥抗邪作用。病理表现为肺失宣发:恶寒发热、自汗或无汗、胸闷、咳喘、鼻塞、流清涕,属现代医学上感范畴。

2.肺主肃降

肺主肃降指肺气向下通降或使呼吸道保持洁净,其生理作用:①通过呼吸运动,吸入自然界清气。②通过经脉气血运行,将肺吸入清气和由脾而来的水谷精微,津液下行布散。③通过咳嗽等反射性保护作用,肃清呼吸道内过多的分泌物,以保持其清洁。其病理表现:肺气上逆,肺失肃降,胸闷,咳喘。

3.肺主气,司呼吸

肺主气指肺具有主持呼吸之气,一身之气的功能概括。肺司呼吸,指肺具有呼浊吸清,实现机体内外气体交换的功能。其生理作用:①吸入自然界的清气,促进人体气的生成,营养全身。②呼出体内浊气。排泄体内废物,调节阴阳平衡。③调节人体气机的升降出入运动。其病理表现:胸闷,咳喘,呼吸不利,呼吸微弱。

4.肺主通调水道

肺主通调水道指肺主宣发肃降功能对体内水液的输布排泄起着疏通和调节作用。水道指人体内水液运行的通道。肺主通调水道其生理作用主要是调节体内水液代谢的平衡。机制主要是肺主宣发使津液向外,向上散布,濡养脏腑、器官、腠理、皮毛,呼浊和排汗,将部分水分和废物排除人体外。肺主肃降,使津液下行布散,濡养人体,使代谢后水液下行布散至膀胱,通过膀胱的气化作用生成尿液。其病理表现:肺通调失职可出现痰饮水肿。

5.肺朝百脉,助心行血

肺朝百脉指全身血液通过经脉聚会于肺并进行气体交换,再输布于全身。肺气宣发肃降具有协助心脏、助心行血、促进血液运动的作用。其病理表现:肺气虚,血脉瘀滞,肺气宣降失调,胸闷,心悸,咳喘,唇青舌紫。

6.肺主治节

肺主治节指肺具有协助心脏对机体各个脏腑组织器官生理活动的治理调节

作用,是肺的生理功能的概括。

(三)脾的主要生理功能和病理表现

1.脾主运化水谷

脾主运化水谷指脾对饮食物的消化,化为水谷精气,以及对其的吸收、转输和散精作用。其生理机制:①脾协助胃消磨水谷。②脾协助胃和小肠把饮食物化为水谷精微。③吸收水谷精微转输到心肺,经肺气宣发肃降而布散全身经脉、气血运行布散全身。病理表现:食欲缺乏,腹胀,便溏,四肢倦怠无力,少气懒言,面色萎黄,舌质淡白。

2.脾主运化水液

脾主运化水液指脾对水液的吸收、转输、布散作用。其生理机制:①脾吸收津液。②将津液转输到肺,通过肺的宣降而布散全身,起濡养作用,转输到肾,膀胱,经膀胱的气化作用而形成尿液。病理表现:脾虚失运而致水液停滞,表现内湿。痰饮,水肿,带下,泻泄。

3.脾主升清

脾主升清指脾具有将水谷精微等营养物质吸收并上输入心肺头目,化生气血以营养全身的功能。其病理表现:①升清不及可出现眩晕,腹胀,便溏,气虚的表现。②中气下陷,腹部胀坠,内脏下垂,如胃下垂,脱肛,子宫下垂等。

4.脾主统血

脾主统血指脾有统摄血液在脉内运行,不使其逸出脉外的作用。脾不统血表现有脾气虚,出血,崩漏,尿血,便血,皮下出血等。

(四)肝的主要生理功能及病理表现

1.肝主藏血

肝主藏血指肝具有贮藏血液、调节血量、防止出血的生理功能。其病理表现如下。①机体失养:如头目失养,视力模糊,夜盲,目干涩,眩晕;筋脉失养:肢体拘急,麻木,屈伸不利;胞宫失养:月经后期,量少,闭经,色淡,清稀。②血证:肝血虚,肝火旺盛,热迫血行。③肝肾阴虚:肝阳上亢,阳亢生风,眩晕,上重下轻,头胀痛,四肢麻木。④月经过多,崩漏。

2.肝主疏泄

肝主疏泄指肝具有疏通、宣泄、升发、调畅气机等综合生理功能。其病理表现如下。①疏泄不及:气郁,气滞,胸胁、乳房、少腹胀痛。②疏泄太过:气逆,面红目赤,心烦易怒,头目胀痛。气滞则血瘀,胸胁刺痛,痛经,闭经。气滞则水停,鼓胀水肿。肝失疏泄还可引起肝脾不调、肝胃不和致腹胀,恶心,呕吐,嗳气,返酸。肝胆气郁则口苦,恶心,呕吐,黄疸等。③肝气郁结:闷闷不乐,多疑善虑,喜太息。肝气上逆,情志亢奋,急躁易怒,失眠多梦。肝失疏泄可引起气血不和,冲任失调,经带胎产异常,不孕不育。

(五)肾的主要生理功能及病理表现

1.肾藏精

肾藏精是指肾具有封藏精气、促进人体生长发育和生殖功能,以及调节机体的代谢和生殖活动的作用。

肾精包括先天之精和后天之精。先天之精指禀受于父母的生殖之精,后天之精即水谷精微和脏腑之精,二者之间的关系是后天之精依赖于先天之精活力资助,才能不断化生,先天之精依赖于后天之精的培育充养。肾精可化生肾气,肾气有助于封藏肾精。肾中精气按其功能类别可划分为肾阴、肾阳。肾阴是指肾中精气对各脏腑组织器官起滋养濡润作用的生理效应。肾阳指肾中精气对各脏腑组织器官起推动温煦作用的生理效应。其病理表现:①肾中精气不足,可导致生长发育障碍,生殖繁衍能力减弱,发生某些遗传性或先天性疾病。②肾阴阳失调,肾阳虚可致虚寒证,肾阴虚可致虚热证。

2.肾主水液

肾主水液指肾主持和调节人体的水液代谢平衡。人体代谢水液经三焦下行归肾,肾将含废物成分多的水液下注膀胱。通过肾及膀胱气化作用而排出体外,以维持体内水液代谢的平衡。其病理表现:肾气(阳)虚(肾气不化)可致气化失常,导致水液代谢障碍,津液停滞,尿少,痰饮水肿,癃闭;津液流失(肾气不固),尿频,尿多。

3.肾主纳气

肾主纳气指肾具有摄纳肺所吸入的清气,以防止呼吸表浅的作用。病理表现:呼吸表浅微弱,呼多吸少,动辄气喘。

二、六腑

(一)胆的生理功能

(1)藏泻精汁助消化。

(2)主决断,指胆在精神意识活动中具有准确判断作出决定的作用。

(二)胃的生理功能

(1)主受纳,腐熟水谷:指胃具有接受容纳饮食物,消化饮食物成为食糜,吸收水谷精微和津液的功能。

(2)胃主通降,以通降为和:指胃气下行降浊特点而言,主要是指胃受纳水谷并将食糜下传入小肠的作用,同时也概括了胃气协助小肠将食物残渣下传入大肠协助大肠传化糟粕的功能。

(三)小肠的生理功能

(1)主受盛化物:指小肠具有接受由胃下降的食糜并将其进一步消化,化为水谷精微的功能。

(2)主分清别浊:指小肠将食糜进一步分别为水谷精微,津液和食物残渣,剩余水分的功能。

(四)大肠的生理功能

主传化糟粕,具有接受食物残渣,吸收水分,将食物残渣化为粪便,排除大便的功能。

(五)膀胱的主要生理功能

膀胱的主要生理功能是贮藏津液排泄小便。

(六)三焦的概念及生理功能

三焦的概念其一是指脏腑的外围组织,是分布于胸腹腔的大腑,又称孤腑,其主要功能如下。①通行元气:元气通过三焦而至五脏六腑,推动和激发各脏腑生理功能活动。②决渎行水:具有疏通水道,通行水液的功能,是水液、津液运行输布的道路。

三焦的概念其二是指人体上、中、下 3 个部位及其相应脏腑功能的概括。上焦指横膈以上,即心、肺、心包络、头面部、上肢。中焦指横膈以下脐以上,包括脾、胃、肝脏等。卜焦指脐以下,包括肝、肾、大小肠、膀胱、精室、子女胞、下肢。其中肝按功能特点可划归下焦,按部位分类划归中焦。三焦的主要生理功能:"上焦如雾",指上焦心肺布散全身津液,营养周身的作用,如同雾露弥散一样;"中焦如沤",是指中焦脾胃消化饮食物,吸收水谷精微,津液的作用,如同酿酒一样;"下焦如渎",是指胃、大肠、小肠,膀胱传导糟粕,排泄废物作用,如同沟渠必需疏通流畅。

三、脏与脏之间的关系

(一)心和肺

心和肺主要表现在气血互根互用。肺主气司呼吸,生成宗气,主宣降,肺朝百脉,助心行血,促进心主血脉的生理功能。心行血,肺脏得养,血为清气载体而布散全身,促进肺主宣降的生理功能。

(二)心和脾

心和脾主要表现在血液的化生、运行上的相辅相成。脾运化水谷精微,则心血充盈。心脏化赤生血,则脾得血养。脾主统血,防止血逸脉外,心气维持心脏的正常搏动,推动血行脉中。

(三)心和肝

心和肝主要反映在血液运行,精神活动的相辅相成。心气维持心脏的正常活动;肝主疏泄则气机条畅,促进血液运行,肝主藏血,调节人体部分血量,有助于血液的正常运行。在精神活动方面,心藏神,产生和主宰人的精神活动,调节人体脏腑生理功能,肝主疏泄,调畅人的精神情志活动,肝藏魂,主谋虑。

(四)心和肾

心和肾主要表现在心肾相交。肾阴上济于心,以滋心阴,则心火不亢,心火下降于肾,以温肾阳,则肾水不寒。

(五)肺与脾

肺与脾主要表现在气的生成,津液输布代谢的协同作用。脾为生气之源,脾主运化水谷精微功能旺盛,则水谷精气来源充足。肺为主气之枢,肺在自然界中吸入清气和脾主运化水谷精气,合称宗气。肺的宣降作用推动全身气血正常运行。在代谢方面,脾主运化水液,上输布于肺,经肺的宣降而输布全身,肺主宣降,通调水道,防止内湿痰饮。

(六)肺与肝

肺与肝主要表现在气机升降协调,气血运行的协同作用。肺主肃降,肝主升发,升降相因,则气机协调,肺朝百脉助心行血,促进气血运行,肝主疏泄,气机条畅,促进血液运行,肝主藏血,调节血量,有助于血液的正常运行。

(七)肺与肾

肺与肾主要表现在水液代谢,呼吸运动。脏阴互资的协同作用。肾主水液,升清降浊,肺主宣发肃降,通调水道,维持水液代谢平衡。肺司呼吸,肺主气,肾主纳气,摄纳肺从自然界吸入之清气,防止呼吸表浅,肾阴是一身阴液之根本,肾阴充养肺阴,肺主肃降下输清气,水谷精气,滋养肾阴。

(八)肝与脾

肝与脾主要表现在对饮食物消化。血液的生成运行方面的协同作用："土得木而达",脾属土,肝属木,肝主疏泄,气机条畅,促进脾纳腐运化,促进脾升胃降,疏泄胆汁,进入小肠,有助消化。"木赖土以培之",脾胃功能健旺,气血生化有源,促进肝藏血,藏魂。脾主运化水谷精微,气血生成有源,肝主疏泄,气机条畅,促进血液运行,肝主藏血,调节血量。脾主统血,防止血逸脉外。

(九)肝与肾

肝与肾主要表现在肝肾同源。肝藏血,肾藏精,精血同源于水谷精微,且精血互化。

(十)脾与肾

脾与肾主要表现在水液代谢中的协同作用(见前述)和先后天的资生促进作用。肾阳温煦脾阳,脾运化水谷精微充养肾精。

由于六腑是以传化物为其生理特点,故六腑之间的相互关系主要体现于饮食物的消化吸收和排泄过程中的相互联系和密切配合。

五脏与六腑之间的关系,实际上就是阴阳表里的关系,由于脏属阴,腑属阳,脏为里,腑为表,一脏一腑,一阴一阳,一里一表,相互配合,并有经脉相互络属,从而构成脏腑之间的密切联系。

第四节 经 络 学 说

经络是经脉和络脉的总称,是人体运行全身气血,联络脏腑形体官窍,沟通上下内外的通道。经络学说是研究人体经络系统的组织结构,生理功能,病理变化及其与脏腑形体官窍,气血津液等相互关系的学说,是中医理论体系的重要组成部分。

一、经络系统

经脉是人体气血循行的主要通道,经脉包括十二正经、奇经八脉和十二经别。经脉有固定的循行路线,且循行部位一般较深,多纵行分布于人体上下。十二正经包括手、足三阴经和手、足三阳经。奇经八脉包括督脉、任脉、冲脉、带脉、阴跷脉、阳跷脉、阴维脉、阳维脉,十二经别是十二经脉的较大分支,起于四肢,循行于脏腑深部,上出于颈项浅部。

络脉也是经脉的分支,但多无一定的循行路径,纵横交错,网络全身,多布于人体浅表。络脉有别络,浮络和孙络之分,其中别络的主要功能是加强相为表里的两条经脉之间在体表的联系。

经脉外连经筋和皮部,经脉络脉内络属脏腑,联系全身的组织、器官,散布于体表各处,同时深入体内,连属各个脏腑。经络的基本生理功能是运行全身气血,营养脏腑组织,联络脏腑器官,沟通上下内外,感应传导信息,调节功能平衡。

二、十二经脉

(一)经脉的命名与分布

经脉的命名主要是根据阴阳、手足、脏腑 3 个方面而定的。人体各部位按阴阳分类,脏为阴,腑为阳,内侧为阴,外侧为阳,手经循于上肢,足经循于下肢。阴经属脏,循行于四肢内侧,阳经属腑,循行于四肢外侧。

(二)走向规律

手之三阴,从胸走手;手之三阳,从手走头;足之三阳,从头走足;足之三阴,从足走腹胸。阴经向上,阳经向下。

(三)交接规律

阴阳经交于四肢末端,阳经交于头面部,阴经交于内脏,即手三阴经与手三阳经交于上肢末端,手三阳经与足三阳经交于头面部,足三阳经与足三阴经交于下肢末端,足三阴经与手三阴经交于内脏。

(四)表里关系

主要与脏腑的表里关系有关,如手太阴肺经,属肺络大肠,手阳明大肠经,属大肠络肺,其特点是四肢内外侧相对的两条经互为表里。如手太阴肺经分布于上肢内侧前部,手阳明大肠经分布于上肢外侧前部。

三、奇经八脉

奇经八脉是督、任、冲、带、阴跷、阳跷、阴维、阳维脉的总称。其主要功能是可加强十二经脉之间的联系,调节十二经脉气血,参与肝、肾、女子胞、脑、髓等重要脏器生理功能。其中督脉为阳脉之海,总督一身之阳经;任脉为阴脉之海,总督一身之阴经;冲脉为血海,调节十二经脉气血。

❖ 第二章 中医治则 ❖

第一节 治病求本

治病求本就是寻找出疾病的根本原因,并针对根本原因进行治疗。本和标是一个相对的概念,有多种含义,可用以说明病变过程中各种矛盾的主次关系。例如,从邪正双方来说,正气是本,邪气是标;从病因与症状来说,病因是本,症状是标;从疾病先后来说,旧病、原发病是本,新病、继发病是标。

在临床运用治病求本这一治疗法则时,必须正确掌握"正治与反治""治标与治本"两种情况。

一、正治与反治

(一)正治

正治是逆疾病证候性质而治的一种常用治疗方法,又称逆治。逆是指采用方药的性质与疾病的性质相反,即采用"寒者热之""热者寒之""虚则补之""实则泻之"等治疗方法。正治法适用于疾病的征象与本质相一致的病证,是临床上最常用的一种治疗方法。

(二)反治

反治是顺从疾病假象而治的一种治疗方法,又称从治。从是指采用方药的性质顺从疾病的假象,与疾病的假象相一致而言;究其实质,还是针对疾病本质而进行治疗的方法,故实质上依然是"治病求本"。反治主要有"热因热用""寒因寒用""塞因塞用""通因通用"等。

1.热因热用

用热性药物治疗具有假热症状的病证,适用于阴盛格阳的真寒假热证。

2.寒因寒用

用寒性药物治疗具有假寒症状的病证,适用于阳盛格阴的真热假寒证。

3.塞因塞用

用补益药物治疗具有虚性闭塞不通症状的病证,适用于因虚而闭阻的真虚假实证,如脾虚腹胀、血枯闭经等症。

4.通因通用

用通利药物治疗具有实性通泄症状的病证,如食积泄泻、瘀血崩漏等症。

二、治标与治本

在复杂多变的病证中,常有标本主次的不同,因而在治疗上就应有先后缓急的区别。

(一)急则治其标

急则治其标适用于标病甚急之证。这是指在疾病的发展过程中,如果出现了紧急危重的证候,影响到患者生命或影响本病的治疗时,所采用的一种救急的治法。例如,肝病患者,当出现腹水胀满、呼吸喘促、二便不通的危急证候时,治疗应先解决标证的腹水,通利大小便,使腹水消退,再治肝的本病。再如,肺结核、胃溃疡的患者,在疾病过程中,出现咳血、呕血或便血的症状时,也应先止血以治其标,待血止后,再分别治其本病。

(二)缓则治其本

缓则治其本适用于慢性病或急性病之恢复期。这是指在一般情况下,治病必须治疗疾病的根本。例如,肺结核患者,若属于阴虚肺燥型的,常见午后发热、咳嗽等症,治疗时不应把重点放在退热止咳方面以治其标,而应着重滋阴润肺方面以治其本。因为解决了阴虚肺燥,提高了机体的抗病能力,则发热、咳嗽等症也能跟着消失。

急则治其标与缓则治其本的实质,是根据疾病的先后、轻重、缓急等主要矛盾与次要矛盾的关系而提出的治疗方法的两个步骤。通过治标、救急等手段,就能为治本创造有利条件,其目的是为了更好地治本。

(三)标本兼治

标本兼治适用于标本病并重之证。例如,外感热病过程中,因于里实热不解而阴液大伤,表现为腹满硬痛,大便燥结、身热、口干唇裂、舌苔焦躁等正虚邪实、标本俱急的证候,治当标本兼顾,泻下与滋阴两法同用,清泻实热以治本,滋阴增液以治标。若仅用泻下,则有进一步耗竭津液之弊;单用滋阴,又不足以泻在里之实热。而两者同用,则泻下实热即可存阴,滋阴润燥,"增水行舟",亦有利于通下,标本同治,相辅相成,即可达到邪去液复之目的。再如,气虚之人患感冒病,若单纯益气,则易留邪而表证难解;若只解表,则易出汗多而伤其正气。此时可益气与解表两法同时并用,以益气为治本,解表为治标,标本同治。

临床应用或先治本,或先治标,或标本兼治,既要掌握其原则性,又要有一定的灵活性。最后还应指出,标本关系并不是绝对的,一成不变的,而是在一定条件下可以相互转化。因此,在临证时还要注意掌握标本转化的规律,以便始终抓住疾病的主要矛盾,做到治病求本。

第二节 扶正祛邪

一、扶正与祛邪的关系

所谓扶正即扶助正气,增强体质,提高机体抗邪能力;扶正多用补虚方法。所谓祛邪即祛除病邪,使邪去正安;祛邪多用泻实之法。扶正与祛邪,两者可相互为用,相辅相成。扶正使正气加强,有助于机体抗邪;祛邪能够排除病邪的侵害,使邪去正安,有利于正气的保存和恢复。

二、扶正祛邪的运用

运用扶正祛邪法则时,主要根据正邪在矛盾斗争中的地位来决定扶正与祛邪的主次和先后。一般有以下几种情况。

(一)扶正

扶正适用于正气虚为主的虚性病证。使用扶助正气的方药,或采用其他疗法,并配合适当的饮食与体育锻炼以增强体质,提高机体的抗病能力,从而达到祛除邪气、战胜疾病,恢复健康之目的。临床可根据患者的具体情况,分别运用益气、养血、滋阴、助阳等方法。

(二)祛邪

祛邪适用于邪实而正虚不显的病证。用祛逐邪气的方药,或运用针灸、手术等其他疗法,以祛除病邪,达到邪去正复之目的。临床可根据患者的具体情况,分别用发汗、攻下、清解、消导、涌吐等方法。

(三)扶正与祛邪兼用

扶正与祛邪兼用适用于正虚邪实病证。两者兼用则扶正不留邪,祛邪又不会伤正。在应用时,须分清虚实的主次。正虚为主者,应以扶正为主,兼顾祛邪;而邪实为主者,则以祛邪为主,兼顾扶正。

(四)先祛邪后扶正

先祛邪后扶正适用于虽然邪盛正虚,但正气尚能耐攻,或同时兼顾扶正反助邪的病证,则应先祛邪后扶正。如瘀血所致的崩漏证,瘀血不去,则崩漏难止,故应先用活血祛瘀法治疗,然后才给予补血。

(五)先扶正后祛邪

先扶正后祛邪适用于正虚邪实,以正虚为主的患者。因正气过于虚弱,兼以攻邪,则反而更伤正气,故应先扶正而后祛邪。如某些虫积患者,因正气太虚弱,不宜驱虫,以先健脾以扶正,使正气得到一定恢复之时,然后再给予驱虫消积。

第三节　调整阴阳

疾病的发生,从根本上说,是阴阳的相对平衡遭到破坏,出现偏盛偏衰的结果。因此,调整阴阳,补偏救弊,恢复阴阳的相对平衡,促进阴平阳秘,乃是临床治疗的根本法则之一。

一、损其偏盛

损其偏盛主要是对于阴阳偏盛,即阴或阳的一方过盛有余的病证,临床可采用"损其有余"的方法治之。如阳热亢盛的实热证,应"治热以寒",即"热者寒之"的方法,以清泻其阳热;阴寒内盛的实寒证,则应"治寒以热",即用"寒者热之"的方法以温散其阴寒。但是,阴阳偏盛的病变中,一方的偏盛,可导致另一方的不足。如阳热亢盛易于耗伤阴津,阴寒偏盛易于损伤阳气,故在调整阴或阳偏盛时,应注意有没有相应的阳或阴偏衰情况的存在。若已引起相对一方偏衰时,则当兼顾其不足,配合以扶阳或益阴之法。

二、补其偏衰

补其偏衰即对于阴阳偏衰的病证,采用"补其不足"的方法治之。如阴虚阳亢的虚热证,则应滋阴以制阳,即"壮水之主,以制阳光";又如阳虚阴寒偏盛的虚寒证,则应补阳以制阴,即"益火之源,以消阴翳"。若属阴阳两虚,则应阴阳双补。必须着重指出,阴阳是互根互用的,因此在治疗阴阳偏衰的病证时,还应注意"阳中求阴"或"阴中求阳",即在补阴时适当配用补阳药,补阳时适当配用补阴药。

第四节 三 因 制 宜

三因制宜(因时、因地、因人制宜)是指治疗疾病要根据季节、地区,以及人的体质、性别、年龄等不同情况,而制订适宜的治疗方法。

一、因时制宜

根据不同季节气候特点,来考虑治疗用药的原则,即为"因时制宜"。如春夏季节,气候温热,阳气升发,人体腠理疏松开泄,即使患外感风寒,也不宜过用辛温发散药物,以免开泄太过,耗伤气阴;而秋冬季节,气候寒凉,人体腠理致密,阳气内敛,此时若非大热之证,当慎用寒凉药物,以防伤阳。《素问·六元正纪大论》指出:"用寒远寒,用凉远凉,用温远温,用热远热,食宜同法",正是这个道理。此外,暑多挟湿,暑天应注意解暑化湿;秋天干燥,宜辛凉润燥,亦属因时制宜。

二、因地制宜

根据不同地区的地理特点,来考虑治疗用药的原则,即为"因地制宜"。不同地区,由于地势高低、气候条件及生活习惯各异,人的生理活动和病变特点也不尽相同。如西北方天气寒凉,其病多外寒而里热,应散其外寒,而凉其里热;东南方天气温热,因阳气外泄,易生内寒,所以应收敛其外泄的阳气,而温其内寒。又如外感风寒证,西北严寒地区,用辛温解表药量较重,常用麻桂;东南温热地区,用辛温解表药量较轻,多用荆防。这也是地理气候不同的缘故,所以治病须因地制宜。

17

三、因人制宜

根据患者年龄、性别、体质、生活习惯等不同特点,来考虑治疗用药的原则,叫作"因人制宜"。

(一)年龄

如老年人,因生机减退,患病多虚证或虚实夹杂,治疗虚证宜补,但有实邪时攻邪则要慎重,用药量应比青壮年较轻。小儿生机旺盛,但气血未充、脏腑娇嫩,易寒易热,易虚易实,病情变化较快,故治小儿病忌投峻攻、少用补益,用药量宜轻。

(二)性别

男女性别不同,各有其生理特点,妇女有经、带、胎、产等情况,治疗用药应加以考虑。如在妊娠期,对峻下、破血、滑利、走窜伤胎或有毒药物,当禁用或慎用;产后则应考虑气血亏虚及恶露情况等。

(三)体质

体质有强弱与寒热之偏。阳盛或阴虚之体,慎用温热之剂;阳虚或阴盛之体,慎用寒凉伤阳之药。《素问·五常政大论》指出,"能毒者以厚药,不胜毒者以薄药",说明了体质不同、治疗用药常不同。此外,有的患者素有某些慢性病或职业病,以及情志因素、生活习惯等,在诊治时也应注意。

第三章 针灸疗法

第一节 毫针疗法

一、毫针的构造、规格、检查

(一)毫针的构造

毫针分为针尖、针身、针根、针柄、针尾5个部分。针尖亦称针芒,是针身的尖端锋锐部分;针身亦称针体,是针尖至针柄间的主体部分;针根是针身与针柄连接的部分;针柄是针根至针尾的部分;针尾亦称针顶,是针柄的末端部分。

(二)毫针的规格

毫针的规格,是以针身的直径和长度区分的。一般临床以粗细为28～32号(0.38～0.28 mm),长短为1～3寸(25～75 mm)的毫针最为常用。

(三)毫针的检查

1.检查针尖

主要检查针尖有无卷毛或钩曲现象。

2.检查针身

主要检查针身有无弯曲或斑剥现象。

二、针刺法的练习

针刺法的练习,主要包括指力练习、手法练习和实体练习。

(一)指力练习

用松软的纸张,折叠成长约8 cm、宽约5 cm、厚2～3 cm的纸块,用线如"井"字形扎紧,做成纸垫。练针时,左手平执纸垫,右手拇、示、中三指持针柄,如持笔状地持 1～1.5 寸毫针,使针尖垂直地抵在纸块上,然后右手拇指与示、中指交替捻动针柄,并渐加一定的压力,待针穿透纸垫后另换一处,反复练习。纸垫练习主要是锻炼指力和捻转的基本手法。

(二)手法练习

手法的练习主要在棉团上进行。取棉团,用棉线缠绕,外紧内松,做成直径为 6～7 cm 的圆球,外包白布一层缝制即可练针。可练习提插、捻转、进针、出针等各种毫针操作手法。做提插练针时,以执笔式持针,将针刺入棉球,在原处做上提下插的动作,要求深浅适宜,幅度均匀,针身垂直。在此基础上,可将提插与捻转动作配合练习,要求提插幅度上下一致,捻转角度来回一致,操作频率快慢一致,达到动作协调、得心应手、运用自如、手法熟练的程度。

(三)实体练习

通过纸垫、棉团练针掌握了一定的指力和手法后,可以在自己身上进行试针练习,亲身体会指力的强弱、针刺的感觉、行针的手法等。自身练针时,要求能逐渐做到进针无痛或微痛,针身挺直不弯,刺入顺利,提插、捻转自如,指力均匀,手法熟练。同时仔细体会指力与进针、手法与得气的关系,以及持针手指的感觉和受刺部位的感觉。

三、针刺前的准备

(一)针具选择

选择针具时,应根据患者的性别、年龄、形体的肥瘦、体质的强弱、病情的虚实、病变部位的表里深浅和腧穴所在的部位,选择长短、粗细适宜的针具。《灵枢·官针》曰:"九针之宜,各有所为,长短大小,各有所施也。"

(二)体位选择

针刺时,患者体位的选择原则是要有利于腧穴的正确定位,便于针灸的施术操作和较长时间的留针而不致疲劳。临床常用体位主要有以下几种。

1.仰卧位

患者身体平卧于床,头面、胸腹朝上的体位。适用于取头、面、胸、腹部腧穴和上、下肢部腧穴。

2.侧卧位

患者身体一侧着床,头面、胸腹朝向一侧的体位。适用于取身体侧面少阳经腧穴和上、下肢部分腧穴。

3.俯卧位

患者身体俯伏于床,头面、胸腹朝下的体位。适用于取头、项、脊背、腰骶部腧穴和下肢背侧及上肢部分腧穴。

4.仰靠坐位

患者身体正坐,背靠于椅,头后仰,面朝上的体位。适用于取前头、颜面和颈前等部位的腧穴。

5.俯伏坐位

患者身体正坐,两臂屈伏于案上,头前倾或伏于臂上,面部朝下的体位。适用于取后头和项、背部的腧穴。

6.侧伏坐位

患者身体正坐,两臂侧屈伏于案上,头侧伏于臂,面部朝向一侧的体位。适用于取头部的一侧、面颊及耳前后部位的腧穴。

在临床上除上述常用体位外,对某些腧穴则应根据腧穴的具体不同要求采取不同的体位。同时也应注意根据处方所取腧穴的位置,尽可能用同一种体位针刺取穴。如因治疗要求和某些腧穴定位的特点而必须采用两种不同体位时,应根据患者的体质、病情等具体情况灵活掌握。对初诊、精神紧张或年老、体弱、病重的患者,有条件时应尽量采取卧位,以防患者感到疲劳或晕针等。

(三)消毒

针刺治病要有严格的无菌观念,切实做好消毒工作。针刺前的消毒范围包括:针具器械、医者的双手、患者的施术部位、治疗室用具等。

1.针具器械消毒

目前国内外在有条件的地区提倡使用一次性针具,对于普通针具、器械的消毒以高压蒸汽灭菌法较常用。

(1)高压蒸汽灭菌法:将毫针等针具用布包好,放在密闭的高压蒸汽锅内灭菌。一般在$1\sim1.4\ kg/cm^2$的压力,$115\sim123\ ℃$的高温下,保持30分钟以上,可达到消毒灭菌的要求。

(2)药液浸泡消毒法:将针具放入75%乙醇内浸泡30~60分钟,取出用消毒巾或消毒棉球擦干后使用。也可置于器械消毒液内浸泡,如"84"消毒液,可按规定浓度和时间进行浸泡消毒。直接和毫针接触的针盘、针管、针盒、镊子等,可用2%戊二醛溶液浸泡15~20分钟后,达到消毒目的时才能使用。经过消毒的毫针,必须放在消毒过的针盘内,并用消毒巾或消毒纱布遮盖好。

(3)环氧乙烷气体消毒法:根据国际ISO标准,提倡使用环氧乙烷气体消毒。

一般多采用小型环氧乙烷灭菌器。灭菌条件:温度 55～60 ℃,相对湿度 60%～80%,浓度800 mg/L,时间 6 小时。

已消毒的毫针,应用时只能一针一穴,不能重复使用。

2.医者手指消毒

针刺前,医者应先用肥皂水将手洗刷干净,待干,再用 75%乙醇棉球擦拭后,方可持针操作。持针施术时,医者应尽量避免手指直接接触针身,如某些刺法需要触及针身时,必须用消毒干棉球作隔物,以确保针身无菌。

3.针刺部位消毒

在患者需要针刺的穴位皮肤上用 75%乙醇棉球擦拭消毒,或先用 2%碘酊涂擦,稍干后,再用 75%乙醇棉球擦拭脱碘。擦拭时应从腧穴部位的中心点向外绕圈消毒。当穴位皮肤消毒后,切忌接触污物,保持洁净,防止重新污染。

4.治疗室内的消毒

针灸治疗室内的消毒,包括治疗台上的床垫、枕巾、毛毯、垫席等物品,要按时换洗晾晒,如采用一人一用的消毒垫布、垫纸、枕巾则更好。治疗室也应定期消毒净化,保持空气流通,环境卫生洁净。

四、进针法

针刺操作时,一般应双手协同操作,紧密配合。《难经·七十八难》说:"知为针者信其左,不知为针信其右。"《标幽赋》更进一步阐述其义:"左手重而多按,欲令气散;右手轻而徐入,不痛之因。"临床上一般用右手持针操作,主要是拇、示、中指夹持针柄,其状如持笔,故右手称为"刺手"。左手爪切按压所刺部位或辅助针身,故称左手为"押手"。

刺手的作用:主要是掌握针具,施行手法操作;进针时,运指力于针尖,而使针刺入皮肤,行针时便于左右捻转、上下提插和弹震刮搓以及出针时的手法操作等。

押手的作用:主要是固定腧穴的位置,夹持针身协助刺手进针,使针身有所依附,保持针垂直,力达针尖,以利于进针、减少疼痛和协助调节、控制针感。

临床常用进针方法有以下几种。

(一)单手进针法

单手进针法多用于较短的毫针。右手拇、示指持针,中指端紧靠穴位,指腹抵住针体中部,当拇、示指向下用力时,中指也随之屈曲,将针刺入,直至所需的深度。此法三指并用,尤适宜于双穴同时进针。此外,还有用拇、示指夹持针体,中指尖抵触穴位,拇、示指所夹持的针沿中指尖端迅速刺入,不施捻转。针入穴位后,中指即离开应针之穴,此时拇、示、中指可随意配合,施行补泻。

(二)双手进针法

1.指切进针法

指切进针法又称爪切进针法,用左手拇指或示指端切按在腧穴位置的旁边,右手持针,紧靠左手指甲面将针刺入腧穴。此法适用于短针的进针。

2.夹持进针法

夹持进针法或称骈指进针法,即用左手拇、示二指持捏消毒干棉球,夹住针身下端,将针尖固定在所刺腧穴的皮肤表面,右手捻动针柄,将针刺入腧穴。此法适用于长针的进针。

临床上也有采用插刺进针的,即单用右手拇、示二指夹持消毒干棉球,夹住针身下端,使针尖露出2～3分,对准腧穴的位置,将针迅速刺入腧穴,然后将针捻转刺入一定深度,并根据需要适当配合押手行针。

3.舒张进针法

用左手拇、示二指将针刺入腧穴部位的皮肤向两侧撑开,使皮肤绷紧,右手持针,使针从左手拇、示二指的中间刺入。此法主要用于皮肤松弛部位的腧穴。

4.提捏进针法

用左手拇、示二指将针刺入腧穴部位的皮肤提起,右手持针,从捏起的上端将针刺入。此法主要用于皮肉浅薄部位的腧穴,如印堂穴等。

(三)针管进针法

针管进针法即备好塑料、玻璃或金属制成的针管,针管长度比毫针短2～3分,以便露出针柄。针管的直径,以能顺利通过针尾为宜。进针时左手持针管,将针装入管内,针尖与针管卜端半齐,置于应刺的腧穴上,针管上端露出针柄2～3分,用右手示指叩打针尾或用中指弹击针尾,即可使针刺入,然后退出针管,再运用行针手法。

五、针刺的方向、角度和深度

(一)针刺的方向

针刺的方向是指进针时针尖对准的某一方向或部位,一般依经脉循行的方向、腧穴的部位特点和治疗的需要而定。

1.依循行定方向

依循行定方向即根据针刺补泻的需要,为达到"迎随补泻"的目的,在针刺时结合经脉循行的方向,或顺经而刺,或逆经而刺。一般认为,当行补法时,针尖与经脉循行的方向一致;行泻法时,针尖与经脉循行的方向相反。

2.依腧穴定方向

为保证针刺安全,根据腧穴所在部位的特点,某些部位必须朝向某一特定方向或部位。如针刺哑门穴时,针尖应朝向下颌方向缓慢刺入;针刺廉泉穴时,针尖应朝向舌根方向缓慢刺入;针刺背部的某些腧穴,针尖要朝向脊柱等。

3.依病情方向

依病情方向即根据病情的治疗需要,为使针刺的感应到达病变所在的部位,针刺时针尖应朝向病所,以使"气至病所"。

(二)针刺的角度

针刺的角度是指进针时针身与皮肤表面所形成的夹角,一般分为以下 3 种。

1.直刺

针身与皮肤表面成 90°左右垂直刺入。此法适用于人体大部分腧穴。

2.斜刺

针身与皮肤表面成 45°左右倾斜刺。此法适用于肌肉浅薄处或内有重要脏器,或不宜直刺、深刺的腧穴。

3.平刺

针身与皮肤表面成 15°左右沿皮刺入,又称横刺、沿皮刺。此法适用于皮薄肉少部位的腧穴,如头部腧穴等。

(三)针刺的深度

临床常根据患者的体质、年龄、病情、部位等方面确定进针的深度。

(1)年龄:年老体弱,气血衰退;小儿娇嫩,稚阴稚阳,均不宜深刺。中青年身强体壮者,可适当深刺。

(2)体质:形瘦体弱者宜浅刺,形盛体强者宜深刺。

(3)病情:阳证、新病宜浅刺,阴证、久病宜深刺。

(4)部位:头面、胸腹及皮薄肉少处的腧穴宜浅刺,四肢、臀、腹及肌肉丰满处的腧穴宜深刺。

六、行针与得气

毫针进针后,为使患者产生针刺感应,或进一步调整针感的强弱以及使针感向某一方向扩散、传导而采取的操作方法,称为"行针",亦称"运针"。行针手法包括基本手法和辅助手法两类。

(一)基本手法

行针的基本手法是毫针刺法的基本动作,古今临床常用的主要有提插法和捻转法两种。两种基本手法临床施术时既可单独应用,又可配合应用。

1.提插法

将针刺入腧穴一定深度后,施以上提下插的操作手法。针由浅层向下刺入深层的操作谓之插,从深层向上引退至浅层的操作谓之提,如此反复地上下纵向运动的行针手法,称为提插法。提插幅度的大小、层次的变化、频率的快慢和操作时间的长短,应根据患者的体质、病情、腧穴部位和针刺目的等不同灵活掌握。使用提插法时,指力一定要均匀一致,幅度不宜过大,一般以 3～5 分为宜;频率不宜过快,每分钟 60 次左右,保持针身垂直,不改变针刺角度、方向和深度。一般认为行针时提插的幅度大,频率快,刺激量就大;反之,提插的幅度小,频率慢,刺激量就小。

2.捻转法

将针刺入腧穴一定深度后,施以向前向后捻转动作的操作手法。这种使针在腧穴内反复前后来回旋转的行针手法,称为捻转法。捻转角度的大小、频率的快慢、时间的长短等,需根据患者的体质、病情、腧穴的部位、针刺目的等具体情况而定。使用捻转法时,指力要均匀,角度要适当,一般应掌握在 180°左右,不能单向捻针,否则针身易被肌纤维等缠绕,引起局部疼痛和导致滞针而出针困难。一般认为捻转角度大,频率快,刺激量大;捻转角度小,频率慢,刺激量小。

(二)辅助手法

行针的辅助手法,是行针基本手法的补充,是为了促使得气和加强针刺感应的操作手法。临床常用的行针辅助手法有以下几种。

1.循法

针刺不得气时,可以用循法催气。其法是医者用顺着经脉的循行径路,在腧穴的上下部轻柔地按揉或叩打。《针灸大成·三衢杨氏补泻》指出:"凡下针,若气不至,用指于所属部分经络之路,上下左右循之,使气血往来,上下均匀,针下自然气至沉紧。"说明此法能推动气血,激发经气,促使针后易于得气。

2.弹法

弹法是指在留针过程中,以手指轻弹针尾或针柄,使针体微微振动,以加强针感,助气运行的方法。《针灸问对》曰:"如气不行,将针轻弹之,使气速行。"本法有催气、行气的作用。

3.刮法

刮法是指毫针刺入一定深度后,经气未至,以拇指、示指的指腹抵住针尾,用拇指或示指或中指指甲,由下而上或由上而下频频刮动针柄,促使得气的方法。本法在针刺不得气时用之可激发经气,如已得气者,可以加强针刺感应的传导和扩散。

4.摇法

摇法是指毫针刺入一定深度后,手持针柄,将针轻轻摇动,以行经气的方法。《针灸问对》有"摇以行气"的记载。其法有二:一是直立针身而摇,以加强得气的感应;二是卧倒针身而摇,使经气向一定方向传导。

5.飞法

针后不得气者,用右手拇、示指执持针柄,细细捻搓数次,然后张开两指,一搓一放,反复数次,状如飞鸟展翅,故称飞法。《医学入门·杂病穴法》载:"以大指次指捻针,连搓 3 下,如手颤之状,谓之飞。"本法的作用在于催气、行气,并使针刺感应增强。

6.震颤法

震颤法是指针刺入一定深度后,右手持针柄,用小幅度、快频率的提插手法,使针身轻微震颤的方法。本法可促使针下得气,增强针刺感应。

(三)得气

古称"气至",近称"针感",是指毫针刺入腧穴一定深度后,施以提插或捻转等行针手法,使针刺部位获得"经气"感应,谓之得气。

针下是否得气,可以从两个方面分析判断。一是患者对针刺的感觉和反应,另一是医者对刺手指下的感觉。针刺腧穴得气时,患者的针刺部位有酸胀、麻重等自觉反应,有时出现热、凉、痒、痛、抽搐、蚁行等感觉,或呈现沿着一定的方向和部位传导、扩散现象。少数患者还会出现循经性肌肤震颤等反应,有的还可见到针刺腧穴部位的循经性皮疹带或红、白线等现象。当患者有自觉反应的同时,医者的刺手亦能体会到针下沉紧、涩滞或针体颤动等反应。若针刺后未得气,患者无任何特殊感觉或反应,医者刺手亦感觉针下空松、虚滑。正如窦汉卿《标幽赋》所说:"轻滑慢而未来,沉涩紧而已至……气之至也,如鱼吞钩饵之浮沉;气未至也,如闲处幽堂之深邃。"这是对得气与否所作的最形象的描述。

得气与否及气至的迟速,不仅直接关系针刺的治疗效果,而且可以借此推测疾病的预后。《灵枢·九针十二原》说:"刺之要,气至而有效。"临床上一般是得气迅速时疗效较好,得气较慢时效果就差,若不得气时就可能无治疗效果。《金针赋》也说:"气速效速,气迟效迟。"在临床上若刺之而不得气时,要分析经气不至的原因。或因取穴定位不准确,手法运用不当,或为针刺角度有误,深浅失度,对此就应重新调整腧穴的针刺部位、角度、深度,运用必要的针刺手法,以促使得气。如患者病久体虚,正气虚怠,以致经气不足;或因其他病理因素,感觉迟钝、丧失而不易得气时,可采用行针催气,或留针候气,或用温针,或加艾灸,以助经气的来复,而促使得气。若用上法而仍不得气者,多属正气衰竭,当考虑配合或改用其他治疗方法。临床上常可见到,初诊时针刺得气较迟或不得气者,经过针灸等方法治疗后,逐渐出现得气较速或有气至现象,说明机体正气渐复,疾病向愈。

七、针刺补泻

《灵枢·九针十二原》说:"虚实之要,九针最妙,补泻之时,以针为之。"《备急千金要方·用针略例》指出:"凡用针之法,以补泻为先。"可见针刺补泻是针刺治病的一个重要环节,也是毫针刺法的核心内容。

补法泛指能鼓舞正气,使低下的功能恢复正常的针刺方法;泻法泛指能疏泄邪气,使亢进的功能恢复正常的针刺方法。针刺补泻是通过针刺腧穴,采用适当的手法激发经气以补益正气、疏泄邪气,调节人体的脏腑经络功能,促使阴阳平衡而恢复健康的方法。古代医家在长期的医疗实践中,创造和总结出不少针刺补泻手法,现择要简述如下。

(一)单式补泻手法

1.捻转补泻

针下得气后,捻转角度小,用力轻,频率慢,操作时间短者为补法;捻转角度大,用力重,频率快,操作时间长者为泻法。也有以左转时角度大,用力重者为补;右转时角度大,用力重者为泻。

2.提插补泻

针下得气后,先浅后深,重插轻提,提插幅度小,频率慢,操作时间短者为补法;先深后浅,轻插重提,提插幅度大,频率快,操作时间长者为泻法。

3.疾徐补泻

进针时徐徐刺入,少捻转,疾速出针者为补法;进针时疾速刺入,多捻转,徐徐出针者为泻法。

4.迎随补泻

进针时针尖随着经脉循行去的方向刺入为补法,针尖迎着经脉循行来的方向刺入为泻法。

5.呼吸补泻

患者呼气时进针,吸气时出针为补法;吸气时进针,呼气时出针为泻法。

6.开阖补泻

出针后迅速揉按针孔为补法;出针时摇大针孔而不揉按为泻法。

7.平补平泻

进针得气后,施以均匀的提插、捻转手法,适用于虚实不明显或虚实夹杂的病证。

(二)复式补泻手法

1.烧山火法

将针刺入腧穴应刺深度的上 1/3(天部),得气后行捻转补法或紧按慢提九数;再将针刺入中 1/3(人部),如上施术;然后将针刺入下 1/3(地部),如上施术;继之退至浅层,称为一度。如此反复操作数度,使针下产生热感。在操作过程中,可配合呼吸补法。多用于治疗冷痹顽麻、虚寒性疾病等。

2.透天凉法

先将针刺入腧穴应刺深度的下 1/3(地部),得气后行捻转泻法或紧提慢按六数;再将针紧提至中1/3(人部),如上施术;然后将针紧提至上 1/3(天部),如上施术,称为一度。如此反复操作数度,使针下产生凉感。在操作过程中,可配合呼吸泻法。多用于治疗热痹、急性痈肿等实热性疾病。

(三)影响针刺补泻效应的因素

1.机体所处的功能状态

在不同的病理状态下,针刺可以产生不同的调整作用(即补泻效果)。当机体处于虚惫状态而呈虚证时,针刺可以起到扶正补虚的作用。若机体处于虚脱状态时,针刺还可以起到回阳固脱的作用;当机体处于邪盛状态而呈实热、邪闭的实证时,针刺可以起到清热启闭、祛邪泻实的作用。例如,胃肠功能亢进而痉挛疼痛时,针刺可解痉止痛;胃肠功能抑制而蠕动缓慢、腹胀纳呆时,针刺可加强胃肠蠕动,提高消化功能,消除腹胀、增进食欲。大量的临床实践和实验研究表明,针刺当时的机体功能状态,是产生针刺补泻效果的主要因素。

2.腧穴作用的相对特异性

腧穴的主治功用不仅具有普遍性,而且具有相对特异性。人体不少腧穴,如关元、气海、命门、膏肓、背俞穴等,都能鼓舞人体正气,促使功能旺盛,具有强壮作用,适用于补虚益损。此外,很多腧穴,如水沟、委中、十二井、十宣等穴,都能疏泄病邪,抑制人体功能亢进,具有祛邪作用,适用于祛邪泻实。当施行针刺补泻时,必须结合腧穴作用的相对特异性,才能产生针刺补泻的效果。

3.针具及手法轻重因素

影响针刺补泻因素与使用的针具粗细、长短,刺入的角度、深度,行针时的幅度、频率等有直接关系。一般来说,粗毫针的指力要重,刺激量大;细毫针用的指力较轻,刺激量就小。毫针刺入腧穴的角度、深度不同,其刺激的轻重程度也不同,一般直刺、深刺的刺激量要大些,平刺、浅刺的刺激量要小些。行针时的幅度、频率不同,与针刺手法轻重密切相关。提插幅度大、捻转角度大、频率快者,其刺激量就大。反之,其刺激量就小。

八、留针与出针

(一)留针法

留针指将针刺入腧穴施术后,使针留置穴内。留针的目的是为了加强针刺的作用和便于继续行针施术。留针的方法有静留针和动留针两种。静留针法指在留针过程中不再行针;动留针法指在留针过程中作间歇性行针。一般病证只要针下得气而施以适当的补泻手法后,即可出针或留针10～20分钟。但对一些特殊病证,如急性腹痛,破伤风,角弓反张,寒性、顽固性疼痛或痉挛性病证,需适当延长留针时间,有时留针可达数小时,以便在留针过程中作间歇性行针,以增强、巩固疗效。在临床上留针与否或留针时间的长短,不可一概而论,应根据患者具体病情而定。

(二)出针法

出针又称起针、退针,指将针拔出的方法。在施行针刺手法或留针达到预定针刺目的和治疗要求后,即可出针。

出针的方法:一般以左手拇、示二指持消毒干棉球轻轻按压于针刺部位,右手持针做轻微地小幅度捻转,并将针缓慢提至皮下(不可单手用力过猛),静留片刻,然后出针。出针时,依补泻的不同要求,分别采取"疾出"或"徐出",以及"疾按针孔"或"摇大针孔"的方法出针。出针后,除特殊需要外,都要用消毒棉球轻压针孔片刻,以防出血或针孔疼痛。

当针退出后,要仔细查看针孔是否出血,询问针刺部位有无不适感,检查核对针数有否遗漏,还应注意有无晕针延迟反应现象。

第二节 头针疗法

头针又称头皮针,是指在头皮部特定的穴线进行针刺以防治疾病的方法。

头针的理论依据主要有二:一是根据传统的脏腑经络理论。手、足六阳经皆上循于头面,六阴经中手少阴与足厥阴经直接循行于头面部,其他阴经则通过各自的经别与阳经相合后上达于头面。因此,头面部是脏腑经络之气汇集的重要部位,《素问·脉要精微论篇》曰:"头者精明之府。"二是根据大脑皮质功能定位在头皮的投影,确立相应的头穴线。

头针因其疗效独特、适应证广泛而成为临床医师常用的针灸治疗方法之一。为了适应国际上头针疗法的推广与交流,中国针灸学会根据分区定经、经上选穴、穴点连线及古代透刺方法等拟定了《头皮针穴名标准化国际方案》,并于1984年在日本召开的世界卫生组织西太区会议上正式通过。本节标准头针线的名称、定位等均依据该方案。

一、标准头针线的定位和主治

标准头穴线共25条,分别位于额区、顶区、颞区、枕区4个区域的头皮部。各区定位及主治如下。

(一)额区

1.额中线

(1)部位:在头前部,从督脉神庭穴向下引一直线,长1寸(3 cm)(图3-1)。

(2)主治:癫痫、精神失常、鼻病等。

2.额旁1线

(1)部位:在头前部,从膀胱经眉冲穴向前引一直线,长1寸(3 cm)(图3-1)。

(2)主治:冠心病、心绞痛、支气管哮喘、支气管炎、失眠。

3.额旁2线

(1)部位:在头前部,从胆经头临泣穴向前引一直线,长1寸(3 cm)(图3-1)。

(2)主治:急慢性胃炎、胃和十二指肠溃疡、肝胆疾病等。

4.额旁3线

(1)部位:在头前部,从胃经头维穴内侧0.75寸起向下引一直线,长1寸(3 cm)(图3-1)。

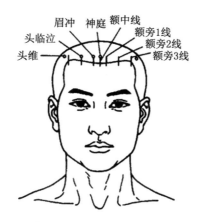

图 3-1 标准化头针线额区图

（2）主治：功能性子宫出血、子宫脱垂、阳痿、遗精、尿频、尿急等。

（二）顶区

1.顶中线

（1）部位：在头顶部，即从督脉百会穴至前顶穴连线（图 3-2）。

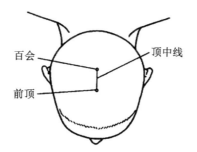

图 3-2 标准化头针线顶区图

（2）主治：腰腿足等病证，如瘫痪、麻木、疼痛，以及皮质性多尿、脱肛、小儿夜尿、高血压病、头顶痛等。

2.顶旁 1 线

（1）部位：在头顶部，督脉旁 1.5 寸，从膀胱经通天穴向后引一直线，长 1.5 寸（图 3-3）。

（2）主治：腰腿足等病证，如瘫痪、麻木、疼痛等。

3.顶旁 2 线

（1）部位：在头顶部，督脉旁开 2.25 寸，从胆经正营穴向后引一直线，长 1.5 寸到承灵穴（图 3-3）。

31

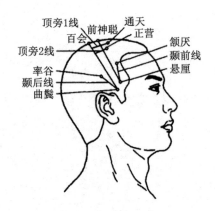

图 3-3 标准化头针线顶颞区图

（2）主治：头痛，偏头痛，肩臂手等病证如瘫痪、麻木、疼痛等。

（三）颞区（包括顶颞区）

1.顶颞前斜线

（1）部位：在头顶部、头侧部，头部经外奇穴前神聪（百会前 1 寸）与颞部胆经悬厘穴引一斜线（图 3-4）。

（2）主治：将该线分为 5 等份，上 1/5 治疗对侧下肢和躯干瘫痪，中 2/5 治疗上肢瘫痪，下 2/5 治疗中枢性面瘫、运动性失语、流涎、脑动脉粥样硬化等。

2.顶颞后斜线

（1）部位：在头顶部、头侧部，顶颞前斜线之后 1 寸，与其平行的线，即从督脉百会穴至颞部胆经曲鬓穴引一斜线（图 3-4）。

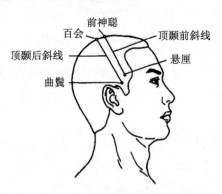

图 3-4 标准化头针线颞区图

（2）主治：将该线分为 5 等份，上 1/5 治疗对侧下肢和躯干感觉异常，中 2/5 治疗上肢感觉异常，下 2/5 治疗头面部感觉异常等。

3.颞前线

(1)部位:在头的颞部,从胆经额厌穴至悬厘穴连一直线。

(2)主治:偏头痛、运动性失语、周围性面瘫和口腔疾病。

4.颞后线

(1)部位:在头的颞部,从胆经率谷穴向下至曲鬓穴连一直线。

(2)主治:偏头痛、耳鸣、耳聋、眩晕等。

(四)枕区

1.枕上正中线

(1)部位:在后头部,即从督脉强间穴至脑户穴的连线(图3-5)。

(2)主治:眼病、颈项强痛、癫狂、痫证。

2.枕上旁线

(1)部位:在后头部,由枕外隆凸督脉脑户穴旁开 0.5 寸(1.5 cm)起,向上引一直线,长1.5 寸(4.5 cm)(图3-5)。

(2)主治:皮质性视力障碍、白内障、近视等。

3.枕下旁线

(1)部位:在后头部,从膀胱经玉枕穴向下引一直线,长 2 寸(图3-5)。

(2)主治:小脑疾病引起的平衡障碍、后头痛等。

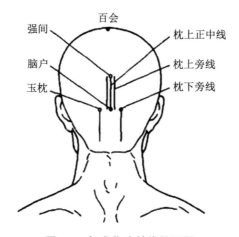

图 3-5 标准化头针线枕区图

二、适应范围

(一)脑源性疾病

如脑血管意外后遗症、皮质性视力障碍、小脑性平衡障碍、皮质性多尿、遗尿、帕金森病、舞蹈病等。

(二)非脑源性疾病

如腰腿痛、神经痛、哮喘、呃逆、耳源性眩晕、耳鸣、听力障碍、胃脘痛、子宫脱垂等。

(三)其他

外科手术的针刺麻醉。

三、操作方法

(一)穴位选择

单侧肢体疾病,选用对侧头针线;双侧肢体疾病,选用双侧头针线;内脏全身疾病或不易区别左右的疾病,可双侧取穴。一般根据具体的病情选用相应的头针线,如下肢瘫痪,可选顶旁1线配顶颞前斜线、顶颞后斜线的上1/5。

(二)进针方法

患者多取坐位或卧位,局部常规消毒。一般选用28～30号长1.5～3寸的毫针,针尖与头皮成30°左右夹角,快速将针刺入头皮下,当针尖抵达帽状腱膜下层时,指下感到阻力减小,然后使针与头皮平行,继续捻转进针,刺入相应深度(线段的长度)。若进针角度不当,患者痛甚且医者手下有抵抗感,应调整进针角度(图3-6)。

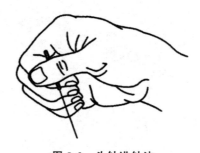

图3-6 头针进针法

(三)针刺手法

头针的运针多捻转不提插。一般以拇指掌面和示指桡侧面夹持针柄,以示指的掌指关节快速连续屈伸,使针身左右旋转,捻转速度每分钟200次左右(图3-7)。进针后持续捻转2～3分钟,留针20～30分钟,留针期间间歇操作2～3次即可。一般经3～5分钟刺激后,部分患者在病变部位会出现热、麻、胀、抽动等感应。按病情需要可适当延长留针时间,偏瘫患者留针期间嘱其活动肢体(重症患者做被动活动),有助于提高疗效。亦可用电针仪在主要穴线通电,以代替手法捻针,频率多选用200～300次/分。

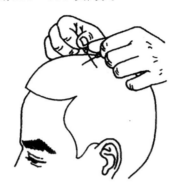

图 3-7　头针运针法

(四)起针

刺手夹持针柄轻轻捻转松动针身,押手固定穴区周围头皮,如针下无紧涩感,可快速出针。出针后需用消毒干棉球按压针孔片刻,以防出血。

(五)疗程

每天或隔天针1次,一般10次为1个疗程,休息5～7天后再进行第2个疗程。

四、注意事项

(1)因为头部有毛发,故必须严格消毒,以防感染。

(2)由于头针的刺激较强,刺激时间较长,医者必须注意观察患者表情,以防晕针。

(3)婴儿由于颅骨缝的骨化不完全,不宜采用头针治疗。

(4)中风患者,急性期如因脑出血引起昏迷、血压过高或不稳定时,不宜用头针治疗,需待血压和病情稳定后应用;如因脑血栓形成引起偏瘫的患者,宜及早采用头针治疗。凡有高热、急性炎症和心力衰竭时,一般慎用头针治疗。

(5)由于头皮血管丰富,容易出血,故出针时必须用干棉球按压针孔1～2分钟。如有出血或皮下血肿出现,可轻轻揉按,促使其消散。

第三节 三 棱 针 法

　　三棱针法是用三棱针刺破血络或腧穴,放出适量血液,或挤出少量液体,或挑断皮下纤维组织,以治疗疾病的方法。《灵枢·官针》篇称之为"络刺""赞刺""豹纹刺"等,现代称之为"放血疗法"。

　　三棱针古称"锋针",是一种"泻热出血"的常用工具。现三棱针多由不锈钢材料制成,针长约 6 cm,针柄稍粗呈圆柱体,针身呈三棱状,尖端三面有刃,针尖锋利(图 3-8)。

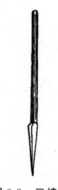

图 3-8　三棱针

一、操作方法

(一)持针方法

　　一般医者右手持针,用拇、示二指捏住针柄、中指指腹紧靠针身下端,针尖露出 3～5 mm(图 3-9)。

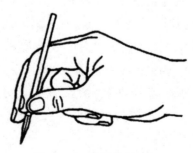

图 3-9　三棱针持针法

(二)刺法

三棱针的针刺方法一般分为点刺法、散刺法、刺络法、挑刺法四种。

1.点刺法

点刺法是点刺腧穴放出少量血液或挤出少量液体的方法。此法多用于四肢末端及肌肉浅薄处的部位。如十宣、十二井穴和耳尖及头面部的攒竹、上星、太阳、印堂等穴。

操作时,医者先在点刺穴位的上下用手指向点刺处推按,使血液积聚于点刺部位,继而常规消毒,再用左手固定点刺部位,右手持针对准已消毒的部位点刺,轻轻挤压针孔周围,使出血少许,然后用消毒干棉球按压针孔(图 3-10)。

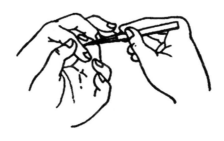

图 3-10 点刺法

2.散刺法

散刺法又称豹纹刺,是在病变局部及其周围进行连续点刺以治疗疾病的方法。此法多用于局部瘀血、血肿或水肿、顽癣等。

操作时,根据病变部位大小的不同,可点刺 10～20 针,由病变外缘呈环形向中心点刺(图 3-11),点刺后可配合挤压或拔罐等方法,以促使瘀血或水肿的排除,达到祛瘀生新、通经活络的目的。

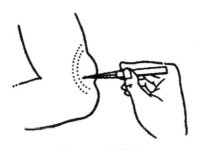

图 3-11 散刺法

3.刺络法

此法是刺入浅表血络或静脉放出适量血液的方法。此法多用于曲泽、委中等肘膝关节附近等有较明显浅表血络或静脉的部位。治疗急性吐泻、中暑、发热等。

操作时，先用松紧带或橡皮带，结扎在针刺部位上端（近心端），然后常规消毒，针刺时，左手拇指压在被针刺部位下端，右手持三棱针对准针刺部位的静脉，斜向上刺入脉中2～3 mm，立即出针，使其流出一定量的血液，待出血停止后，再用消毒干棉球按压针孔。当出血时，也可轻轻按压静脉上端，以助瘀血排出、毒邪得泻（图3-12）。

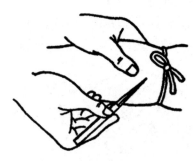

图3-12　刺络法

4.挑刺法

这是用三棱针挑断穴位皮下纤维样组织以治疗疾病的方法。此法常用于比较平坦的利于挑提牵拉的部位，如背俞穴。该法多用于治疗肩周炎、胃痛、颈椎病、失眠、支气管哮喘、血管神经性头痛等较顽固的反复发作性疾病。

操作时，医者用左手按压施术部位两侧，或捏起皮肤，使皮肤固定，右手持针迅速刺入皮肤1～2 mm，随即将针身倾斜挑破表皮，再刺入5 mm左右深，将针身倾斜并使针尖轻轻挑起，挑断皮下白色纤维样组织，尽量将施术部位的纤维样组织挑尽，然后出针，覆盖消毒敷料。由于挑提牵拉伴有疼痛，可根据情况配合局部表浅麻醉。

（三）出血量及疗程

每天或隔天治疗1次，1～3次为1个疗程，出血量多者，每周1～2次。一般每次出血量以数滴至3～5 mL为宜。

二、适用范围

三棱针放血疗法具有通经活络、开窍泻热、调和气血、消肿止痛等作用。临床上适应范围广泛，多用于实证、热证、瘀血、疼痛等，如高热、中暑、中风闭证、咽喉肿痛、目赤肿痛、顽癣、痈疖初起、扭挫伤、疖证、痔疮、顽痹、头痛、丹毒、指（趾）

麻木等。

三、注意事项

（1）严格消毒，防止感染。

（2）点刺时手法宜轻、稳、准、快，不可用力过猛，防止刺入过深，创伤过大，损害其他组织。一般出血不宜过多，切勿伤及动脉。

（3）三棱针刺激较强，治疗过程中需注意患者体位要舒适，防止晕针。

（4）体质虚弱者、孕妇、产后及有自发性出血倾向者，不宜使用本法。

第四节 艾灸疗法

艾灸疗法是指以艾绒为主要燃烧材料，烧灼、熏熨体表的一定部位或腧穴，通过经络腧穴的作用，以达到防治疾病的一种方法。

一、灸法的材料

（一）艾

施灸的材料很多，但以艾叶制成的艾绒最为常用。因其气味芳香，辛温味苦，容易燃烧，火力温和，故为施灸佳料。《本草纲目·火部》载艾火"灸百病"。新制的艾绒含挥发油较多，灸时火力过强，故以陈久的艾绒为佳。

1.艾炷

将纯净的艾绒放在平板之上，用拇、示、中三指边捏边旋转，把艾绒捏紧成规格大小不同的圆锥状物称为艾炷（图3-13）。有大、中、小之分，小者如麦粒大，中等如半截枣核大，大者如半截橄榄大。

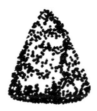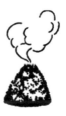

图 3-13　艾炷

2.艾条

艾条又称艾卷,是用艾绒卷成的圆柱形长条。根据内含药物之有无,又分为纯艾条和药艾条两种。一般长 20 cm,直径 1.5 cm。具有使用简便,不起泡,不发疮,无痛苦,患者可以自灸等特点,临床应用十分广泛。

(二)其他灸材

1.火热类灸材

主要有灯芯草、黄蜡、桑枝、硫黄、桃枝、药锭、药捻等。

2.非火热类(药物贴敷法)

主要有毛茛、斑蝥、旱莲草、白芥子、甘遂、天南星、细辛等。

二、灸法的作用

(一)防病保健

灸法可以激发人体正气,增强抗病能力,无病时施灸有防病保健的作用。《备急千金要方·灸例第六》记载:"凡入吴蜀地游宦,体上常须两三处灸之,勿令疮暂瘥,则瘴疠瘟疟毒气不能着人也。"《扁鹊心书·须识扶阳》也指出:"人于无病时,常灸关元、气海、命门、中脘,虽未得长生,亦可保百余年寿矣。"以增强人体抗病能力而达到强身保健目的的灸法称为保健灸,《诸病源候论·小儿杂病诸候》又称之为"逆灸"。

(二)温经散寒

灸火的温和热力具有直接的温通经络、驱散寒邪的功用,《素问·调经论篇》说:"血气者,喜温而恶寒,寒则泣而不能流,温则消而去之。"灸法更适合治疗寒性病证,《素问·异法方宜论篇》说:"藏寒生满病,其治宜灸焫。"临床上多用于治疗风寒湿痹和寒邪为患的胃脘痛、腹痛、泄泻、痢疾等病证。

(三)扶阳固脱

灸火的热力具有扶助阳气、举陷固脱的功能。《素问·生气通天论篇》说:"阳气者,若天与日,失其所,则折寿而不彰。"说明了阳气的重要性。阳衰则阴盛,阴盛则为寒、为厥,甚则阳气欲脱,此时就可用艾灸来温补,以扶助虚脱之阳气。《扁鹊心书·须识扶阳》说:"真气虚则人病,真气脱则人死,保命之法,灼艾第一。"《伤寒论·辨厥阴病脉证并治》也说:"下利,手足逆冷,无脉者,灸之。"可见阳气下陷或欲脱的危证可用灸法。临床上,各种虚寒证、寒厥证、虚脱证和中气不足、阳气下陷而引起的遗尿、脱肛、阴挺、崩漏、带下等病证皆可用灸法治疗。

(四)消瘀散结

艾灸具有行气活血、消瘀散结的作用。《灵枢·刺节真邪》说："脉中之血,凝而留止,弗之火调,弗能取之。"气为血之帅,血随气行,气得温则行,气行则血亦行。灸能使气机通调,营卫和畅,故瘀结自散。因此,临床也常用灸法治疗气血凝滞的疾病,如乳痈初起、瘰疬、瘿瘤等病证。

(五)引热外行

艾火的温热能使皮肤腠理开放,毛窍通畅,热有去路,从而引热外行。《医学入门·针灸》说："热者灸之,引郁热之气外发。"故灸法同样可用于某些热性病,如疖肿、带状疱疹、丹毒、甲沟炎等。对阴虚发热,也可使用灸法,可选用膏肓、四花穴等治疗骨蒸潮热、虚痨咳喘。

三、灸法的种类及其运用

灸法种类很多,常用灸法见图 3-14。

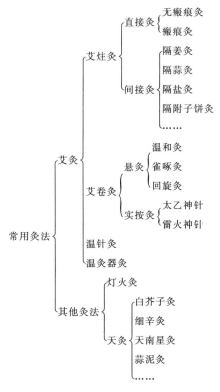

图 3-14 灸法的种类

(一)艾炷灸

将艾炷放在穴位上施灸称艾炷灸,艾炷灸可分为直接灸和间接灸两类。

1.直接灸

直接灸又称明灸、着肤灸,即将艾炷直接置放在皮肤上施灸的一种方法(图 3-15)。根据灸后对皮肤刺激的程度不同,又分为无瘢痕灸和瘢痕灸两种。

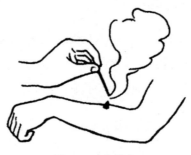

图 3-15　直接灸

(1)无瘢痕灸:又称非化脓灸,施灸以温熨为度,灸后皮肤不致起泡,不留瘢痕,故名。临床上选用大小适宜的艾炷,施灸前先在施术部位涂以少量的凡士林,以增加黏附性。然后将艾炷放上,从上端点燃,当燃剩 2/5 左右,患者感到烫时,用镊子将艾炷挟去,换炷再灸,一般灸 3～6 壮,以局部皮肤充血、红晕为度。此法适用于慢性虚寒性疾病,如哮喘、慢性腹泻、风寒湿痹、风湿顽痹等。

(2)瘢痕灸:又称化脓灸,因施灸后局部组织烫伤化脓,结痂后留有瘢痕,故名。临床上选用大小适宜的艾炷,施灸前先在施术部位上涂以少量大蒜汁,以增加黏附性和刺激作用,然后放置艾炷,从上端点燃,烧近皮肤时患者有灼痛感,可用手在穴位四周拍打以减轻疼痛(图 3-16)。应用此法一般每壮艾炷需燃尽后,除去灰烬,方可换炷,按前法再灸,可灸 3～9 壮。灸毕,在施灸穴位上贴敷消炎药膏,大约 1 星期可化脓(脓液色白清稀)形成灸疮。灸疮 5～6 周愈合,留有瘢痕。在灸疮化脓期间,需注意局部清洁,每天换膏药 1 次,以避免继发感染(脓液黄稠)。《针灸资生经·治灸疮》说:"凡着艾得灸疮,所患即瘥,若不发,其病不愈。"可见灸疮的发和不发与疗效有密切关系。因此,应叮嘱患者多吃羊肉、豆腐等营养丰富的食物以促进灸疮的透发。灸疮是局部组织经烫伤后引起的化脓现象,对穴位局部能产生一个持续的刺激,有保健治病作用。临床常用于治疗哮喘、慢性胃肠病、风湿顽痹、瘰疬等。由于这种方法灸后遗有瘢痕,故灸前必须征求患者的同意及合作。对身体过于虚弱,或有糖尿病、皮肤病的患者不宜使用此法。

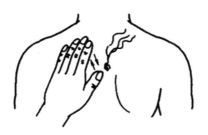

图 3-16　瘢痕灸缓痛拍打法

2.间接灸

间接灸又称隔物灸、间隔灸,即在艾炷与皮肤之间垫上某种物品而施灸的一种方法(图 3-17)。

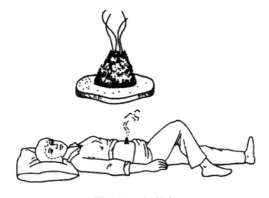

图 3-17　间接灸

古代的隔物灸法种类很多,广泛用于临床各种病证。所隔的物品主要为动物、植物和矿物类中药。药物因病证而异,既有单方又有复方,现将临床常用的几种介绍如下。

(1)隔姜灸:将鲜生姜切成直径为 2～3 cm,厚 0.2～0.3 cm 薄片,中间以针穿刺数孔,上置艾炷放在应灸的部位,然后点燃施灸,当艾炷燃尽后,可易炷再灸。一般灸 3～6 壮,以皮肤红晕而不起泡为度。在施灸过程中,若患者感觉灼热不可忍受时,可将姜片向上提起,或缓慢移动姜片。此法应用很广,多用于因寒而致的呕吐、腹痛、泄泻和风寒湿痹证、外感表证等。

(2)隔蒜灸:用鲜大蒜头切成 0.2～0.3 cm 的薄片,中间以针穿刺数孔,上置艾炷放在应灸的腧穴部位或患处,然后点燃施灸,待艾炷燃尽,易炷再灸,一般灸 3～6 壮。因大蒜液对皮肤有刺激性,灸后容易起泡,若不使起泡,可将蒜片向上提起,或缓慢移动蒜片。此法多用于治疗瘰疬、肺结核、腹中积块及未溃疮疡等。

此外,尚有一种铺灸法,自大椎穴起至腰俞穴之间的脊柱上,铺敷蒜泥一层,宽约2 cm,厚约0.5 cm,周围用棉皮纸封护,然后用艾炷在大椎及腰俞点火施灸。因所铺蒜泥形似长蛇,故又名长蛇灸。民间用于治疗虚劳、顽痹等证。

(3)隔盐灸:因本法只用于脐部,又称神阙灸。用纯净干燥的精制食盐填敷于脐部,使其与脐平,上置艾炷施灸,如患者稍感灼痛,即更换艾炷。也可于盐上放置姜片后再施灸,一般灸3~9壮。此法有回阳、救逆、固脱之功,但需连续施灸,不拘壮数,以待脉起、肢温、症候改善。临床上常用于治疗急性寒性腹痛、吐泻、痢疾、小便不利、中风脱证等。

(4)隔药饼灸:以隔附子片或隔附子饼灸最为常用。药饼的制法是将附子研成细末,以黄酒调和,制成直径约3 cm、厚约0.8 cm的附子饼,中间以针穿刺数孔,上置艾炷,放在应灸腧穴或患处,点燃施灸。一般灸3~9壮。由于附子辛温大热,有温肾补阳的作用,故多用于治疗命门火衰而致的阳痿、早泄、遗精、宫寒不孕和疮疡久溃不敛的病证。

(二)艾条灸

艾条灸又称艾卷灸,即用细草纸或桑皮纸包裹艾绒,卷成圆筒形的艾卷(也称艾条),将其一端点燃,对准穴位或患处施灸的一种方法。有关艾卷灸的最早记载,见于明代朱权《寿域神方》。该书"卷三"有艾卷灸治阴证的记载:"用纸窨卷艾,以纸隔之点穴,于隔纸上用力实按之,待腹内觉热,汗出即瘥。"后来发展为在艾绒内加进药物,再用纸卷成条状艾卷施灸,名为"雷火神针"和"太乙神针"。在此基础上又演变为现代的单纯艾卷灸和药物艾卷灸。

按操作方法艾卷灸可分为悬灸和实按灸两种,介绍如下。

1.悬灸

按其操作方法又可分为温和灸、雀啄灸、回旋灸等。

(1)温和灸:将艾卷的一端点燃,对准应灸的腧穴或患处,距离皮肤2~3 cm处进行熏烤(图3-18),使患者局部有温热感而无灼痛为宜。一般每穴灸10~15分钟,至皮肤红晕为度。如果是局部知觉减退或小儿患者,医者可将示、中二指置于施灸部位两侧,通过医者的手指测知患者局部受热程度,以便随时调节施灸时间和距离,防止烫伤。

(2)雀啄灸:施灸时,艾卷点燃的一端与施灸部位的皮肤并不固定在一定的距离,而是像鸟啄食一样,一上一下施灸,以给施灸局部一个变量的刺激(图3-19),一般每穴灸5~10分钟,至皮肤红晕为度。

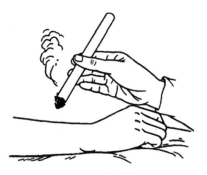

图 3-18 温和灸

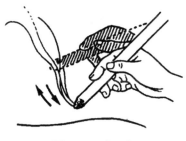

图 3-19 雀啄灸

(3)回旋灸:施灸时,艾卷点燃的一端与施灸部位的皮肤虽保持一定的距离,但不固定,而是反复旋转地施灸或向左右方向移动(图 3-20)。

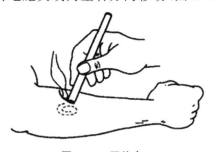

图 3-20 回旋灸

2.实按灸

施灸时,先在施灸腧穴部位或患处垫上数层布或纸,然后将药物艾卷的一端点燃,趁热按在施术部位上,使热力透达深部,若艾火熄灭,再点再按(图 3-21)。或以布 6～7 层包裹艾火熨于穴位或患处,若火熄灭,再点再熨。最常用的为太乙针灸和雷火针灸,适用于风寒湿痹、痿证和虚寒证。

以上方法一般病证均可采用,但温和灸、回旋灸多用于治疗慢性病,雀啄灸多用于治疗急性病。

45

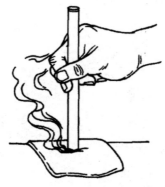

图 3-21　实按灸

太乙神针的药物处方(《太乙神针心法》):艾绒三两,硫黄二钱,麝香、乳香、没药、松香、桂枝、杜仲、枳壳、皂角、细辛、川芎、独活、穿山甲、雄黄、白芷、全蝎各一钱。上药研成细末,和匀。以桑皮纸一张,宽约一尺见方,摊平,先取艾绒八钱,均匀铺在纸上,次取药末二钱,均匀掺在艾绒里,然后卷紧如爆竹状,再用木板搓捻卷紧,外用鸡蛋清涂抹,再糊上桑皮纸一层,两头留空一寸许,捻紧即成。

雷火神针的药物处方(《针灸大成》卷九):艾绒二两,沉香、木香、乳香、茵陈、羌活、干姜、穿山甲各三钱,研为细末,加入麝香少许。其制法与太乙神针相同。

(三)温针灸

这是针刺与艾灸相结合的一种方法,适用于既需要留针又需施灸的疾病。在针刺得气后,将针留在适当的深度,在针柄上穿置一段长约 2 cm 的艾卷施灸,或在针尾上搓捏少许艾绒点燃施灸,直待燃尽,除去灰烬,每穴每次可施灸1~3壮,施灸完毕再将针取出。此法是一种简而易行的针灸并用的方法,其艾绒燃烧的热力可通过针身传入体内,使其发挥针和灸的作用,达到治疗目的(图 3-22)。应用此法更应注意防止艾火脱落烧伤皮肤和衣物。

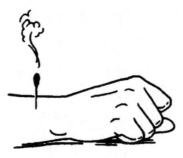

图 3-22　温针灸

(四)温灸器灸

温灸器是一种专门用于施灸的器具,用温灸器施灸的方法称温灸器灸,临床常用的有温灸盒、灸架和温灸筒等。

1.温灸盒灸

将适量的艾绒置于灸盒(图 3-23)的金属网上,点燃后将灸盒放于施灸部位灸治即可。适用于腹、腰等面积较大部位的治疗。

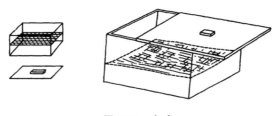

图 3-23　灸盒

2.灸架灸

将艾条点燃后,燃烧端插入灸架(图 3-24)的顶孔中,对准选定穴位施灸,并用橡皮带给予固定,施灸完毕将剩余艾条插入灭火管中。适用于全身体表穴位的治疗。

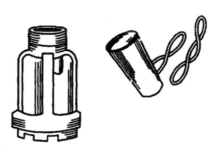

图 3-24　灸架

3.温灸筒灸

将适量的艾绒置于温灸筒(图 3-25)内,点燃后盖上灸筒盖,执筒柄于患处施灸即可。

(五)其他灸法

非艾灸法是指以艾绒以外的物品作为施灸材料的灸治方法,常用的有以下几种。

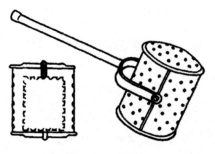

图 3-25　灸筒

1.灯火灸

灯火灸又称灯草灸、灯草焠、打灯火、油捻灸,是民间沿用已久的简便灸法。取 10～15 cm 长的灯芯草或纸绳,蘸麻油或其他植物油,浸渍长 3～4 cm,燃火前用软棉纸吸去灯草上的浮油,以防止点火后油滴下烫伤皮肤,医者以拇、示二指捏住灯芯草上 1/3 处,即可点火,火焰不要过大,将点火一端向穴位移动,垂直接触穴位,动作快速,一触即离,灯芯草随即发出清脆的"啪"响,火亦随之熄灭(图 3-26)。如无爆焠之声可重复1次。灸后皮肤略有发黄,偶尔也会起小泡。此法主要用于治疗小儿疳腮、喉蛾、吐泻、麻疹、惊风等病证。

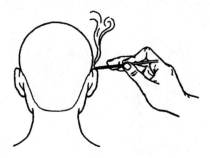

图 3-26　灯火灸

2.天灸

天灸又称药物灸、发泡灸。它是将一些具有刺激性的药物涂敷于穴位或患处,促使局部皮肤起泡的方法。所用药物多是单味中药,也有用复方,其常用的有白芥子灸、细辛灸、天南星灸、蒜泥灸等数十种。

(1)白芥子灸:取白芥子适量,研成细末,用水调和成糊状,敷贴于腧穴或患处。敷贴 1～3 小时,以局部皮肤灼热疼痛为度。一般可用于治疗咳喘、关节痹痛、口眼㖞斜等病证。

(2)细辛灸:取细辛适量,研为细末,加醋少许调和成糊状,敷于穴位上。敷贴1～3小时,以局部皮肤灼热疼痛为度。如敷涌泉或神阙穴治小儿口腔炎等。

(3)天南星灸:取天南星适量,研为细末,用生姜汁调和成糊状,敷于穴位上。敷贴1～3小时,以局部皮肤灼热疼痛为度。如敷颊车、颧髎穴治疗面神经麻痹等。

(4)蒜泥灸:将大蒜捣烂如泥,取3～5 g贴敷于穴位上。敷贴1～3小时,以局部皮肤灼热疼痛为度。如敷涌泉穴治疗咯血、衄血,敷合谷穴治疗扁桃体炎,敷鱼际穴治疗喉痹等。

四、灸感及灸法补泻

(一)灸感

灸感是指施灸时患者的自我感觉。由于灸法主要是靠灸火直接或间接地在体表施以适当的温热刺激来达到治病和保健的作用,除瘢痕灸外,一般以患者感觉灸处局部皮肤及皮下温热或有灼热为主,温热刺激可直达深部,经久不消,或可出现循经感传现象。

(二)灸法补泻

艾灸的补泻,始载于《黄帝内经》。《灵枢·背腧》说:"气盛则泻之,虚则补之。以火补者,毋吹其火,须自灭也。以火泻者,疾吹其火,传其艾,须其火灭也。"灸法的补泻亦需根据辨证施治的原则,虚证用补法,实证用泻法。艾灸补法,无须吹其艾火,让其自然缓缓燃尽为止,以补其虚;艾灸泻法,应当快速吹艾火至燃尽,使艾火的热力迅速透达穴位深层,以泻邪气。

五、施灸的注意事项

(一)施灸的先后顺序

古人对于施灸的先后顺序有明确地论述,如《备急千金要方·灸例第六》说:"凡灸,当先阳后阴……先上后下。"即先灸阳经,后灸阴经;先灸上部,后灸下部。就壮数而言,一般先灸少而后灸多。就艾炷大小而言,先灸小而后灸大。上述施灸的顺序是指一般的规律,临床上需结合病情,灵活应用,不能拘泥不变。如脱肛的灸治,则应先灸长强以收肛,后灸百会以举陷。此外,施灸应注意在通风环境中进行。

(二)施灸的禁忌

(1)面部穴位、乳头、大血管等处均不宜使用直接灸,以免烫伤形成瘢痕。关节活动部位亦不适合用化脓灸,以免化脓溃破,不易愈合,甚至影响功能活动。

（2）一般空腹、过饱、极度疲劳和对灸法恐惧者，应慎施灸。对于体弱患者，灸治时艾炷不宜过大，刺激量不可过强，以防晕灸。一旦发生晕灸，应立即停止施灸，并做出及时处理，处理方法同"晕针"。

（3）孕妇的腹部和腰骶部不宜施灸。

（4）施灸过程要防止燃烧的艾绒脱落烧伤皮肤和衣物。

（三）灸后的处理

施灸过量，时间过长，局部出现水疱，只要不擦破，可任其自然吸收，如水疱较大，可用消毒毫针刺破水疱，放出水液，再涂以龙胆紫。瘢痕灸者，在灸疮化脓期间，疮面局部勿用手搔，以保护痂皮，并保持清洁，防止感染。

第四章 推拿手法

第一节 摩擦类手法

一、推法

(一)操作方法

以手指、掌、肘部着力,紧贴皮肤,做缓慢的直线推动。要求用力均匀,始终如一,重而不滞,轻而不浮(图 4-1)。

(二)临床应用

本法适用于全身各部位,具有理顺经脉,舒筋活络,行气活血,消肿止痛等作用。临床应用时,指推法多用于头项、胸腹、腰背和四肢部的穴位和病变较小的部位,掌推法多用于肩背与腰骶部,肘推法多用于脊背、腰骶部,分推法多用于头面、胸腹和背部。

二、摩法

(一)操作方法

以手掌面或示、中、环三指指面着力,用前臂发力,连同腕部做盘旋活动,带动掌、指等着力部位做环形抚摩动作,可顺时针或逆时针方向摩动,每分钟 50～160 次。要求用力平稳,不可按压,不带动皮下组织(图 4-2)。

(二)临床应用

本法轻柔和缓,刺激量小,适用于全身各部位。具有健脾和中,消食导滞,理气止痛,活血散瘀,消肿止痛等作用。临床应用时,指摩法多用于胸腹及头面部,掌摩法多用于腹部、腰背和四肢部。

三、擦法

(一)操作方法

以手掌面或大、小鱼际处着力,进行直线往返摩擦,要求着力部分紧贴皮肤,但不可重压;不论是上下擦还是左右擦,均须沿直线往返进行,不能喝斜;用力要均匀、连续,先慢后快,以局部深层发热为度,注意不要擦破皮肤,可使用润滑介质(图 4-3)。

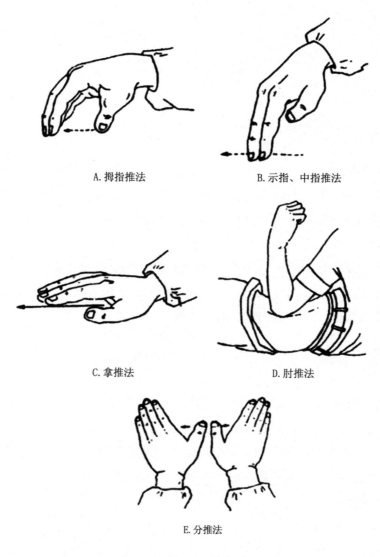

A. 拇指推法　　　　　　　B. 示指、中指推法

C. 拿推法　　　　　　　D. 肘推法

E. 分推法

图 4-1　推法

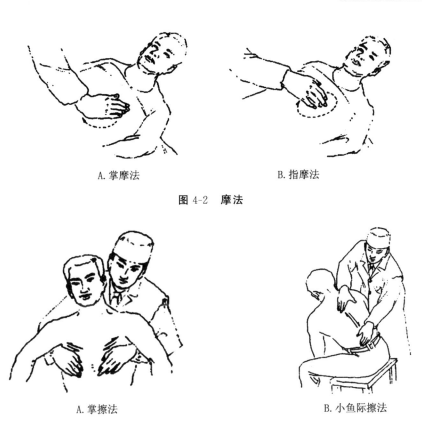

A.掌摩法　　　　　　　　　B.指摩法

图 4-2　摩法

A.掌擦法　　　　　　　　　B.小鱼际擦法

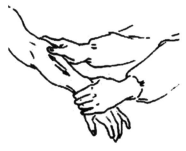

C.大鱼际擦法

图 4-3　擦法

(二)临床应用

本法温热柔和,可用于全身各部位,具有温经散寒,活血通络,调理脾胃,温中止痛,消肿散结等作用。临床应用时,掌擦法多用于胸腹和腰骶部,大鱼际擦法多用于面部、胸腹及上肢、小鱼际擦法多用于肩背、腰骶和臀部。

四、搓法

(一)操作方法

用双掌手面挟住一定部位,相对用力做方向相反的来回快速搓揉,要求双手用力对称,搓动轻快、柔和、均匀,移动缓慢(图 4-4)。

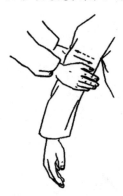

图 4-4　搓法

(二)临床应用

本法轻快柔和,常用于四肢,胁肋等部位。具有舒筋活络,行气活血,疏肝理气、放松肌肉等作用。

五、抹法

(一)操作方法

以拇指罗纹面贴紧皮肤,做上下左右或弧形曲线的往返推动。要求用力轻柔,不可重滞;动作轻快灵活,但不能飘浮(图 4-5)。

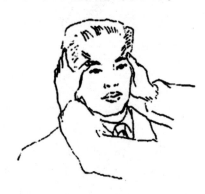

图 4-5　抹法

（二）临床应用

本法常作为临床治疗的开始或结束手法，主要用于头面部和手掌部。具有开窍醒目，镇静安神等作用。

第二节　叩击类手法

一、拍法

（一）操作方法

以虚掌拍打体表。要求手指自然并拢，掌指关节微屈呈虚掌；拍打要平稳且有节奏，拍下后迅速提起，用力宜先轻后重（图4-6）。

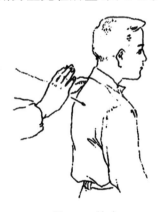

图4-6　拍法

（二）临床应用

本法着力面较大，刺激较重，常用于肩背、腰臀和大腿部。具有舒筋活络，行气活血，缓急止痛等作用。

二、击法

（一）操作方法

用拳背、掌根、小鱼际，指端等击打体表。要求用力快速而短暂，垂直叩击体表，着力时不能拖抽，叩击频率要均匀而有节奏（图4-7）。

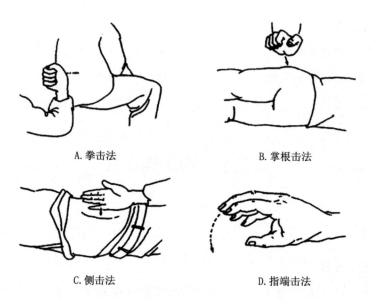

A.拳击法　　　　　　　　B.掌根击法

C.侧击法　　　　　　　　D.指端击法

图 4-7　击法

(二)临床应用

本法力度较大,且动作迅速,对应用部位有较大冲击力,具有舒筋通络,调和气血,缓解痉挛,消瘀止痛的作用。不同的击法适用于不同的部位:拳击法多用于大椎穴与腰骶部,每次打击 3～5 下;掌根击法多用于臀部与大腿;小鱼际击法又称侧击法,可单手操作,也可合掌双手击打,多用于头部、肩背和四肢部;指尖击法可用中指或三指、五指,用于全身各部。注意本法刺激较强,对老年体弱、久病体虚者慎用。

三、拳叩法

(一)操作方法

双手握空拳,用小鱼际和小指尺侧着力交替叩击体表。要求用小臂发力,腕部放松,快速而有节奏的叩打体表(图 4-8)。

(二)临床应用

本法轻重交替,刺激较强:具有舒松筋脉,行气活血的作用。拳叩法多用于肩背、腰骶和大腿等部位。

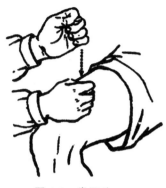

图 4-8 拳叩法

第三节 挤压类手法

一、按法

(一)操作手法

以手指或掌着力,逐渐用力,按压一定的部位或穴位。要求按压的方向垂直向下,用力由轻渐重,平稳而持续不断,使压力深透(图 4-9)。

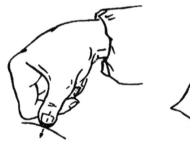
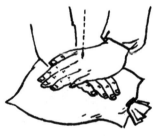

A.指按法　　　　　　　　　　B.叠掌按法

图 4-9 按法

(二)临床应用

本法刺激较强,适用于全身各部位。具有通经活络,解痉止痛,开通闭塞等作用。临床应用时,指按法可用于全身各部位和穴位,掌按法多用于腰背及臀部,叠掌按法多用于脊背部。

二、点法

(一)操作方法

用指端或屈曲的指间关节突起部按压某一穴位或部位。要静止发力,逐渐加压,以得气或患者能够耐受为度,不可久点(图 4-10)。

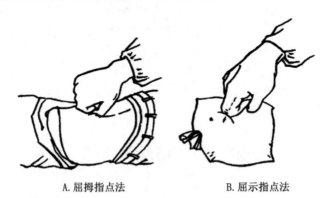

A. 屈拇指点法   B. 屈示指点法

图 4-10 点法

(二)临床应用

本法为刺激较强的手法,其应用范围和作用与按法大致相同,但多用于骨缝处的穴位和某些小关节的压痛点等。

三、拿法

(一)操作方法

以拇指与食、中二指相对用力捏住某一部位或穴位,逐渐用力并做持续的捏揉动作,为三指拿法;如加上环指一起揉捏则为四指拿法;如再加上小指同时着力则为五指拿法,也称抓法。要求用指面着力,揉捏动作要连续不断,用力由轻到重,再由重到轻(图 4-11)。

(二)临床应用

本法刺激较强,常用于颈项、肩背和四肢等部位。具有疏通经络,解表发汗,镇静止痛,开窍醒神等作用。临床应用时,三指拿常用于颈项,肩部和肘、膝、腕、踝等关节处;四指拿多用于上臂、大腿和小腿后侧;五指拿多用于头部、腰背部等。

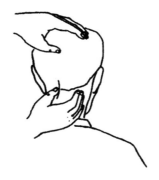

图 4-11　拿法

四、捻法

(一)操作方法

用拇指和示指的指面着力,捏住一定部位,稍用力作对称的搓捻动作。要求捻动快速灵巧,移动缓慢(图 4-12)。

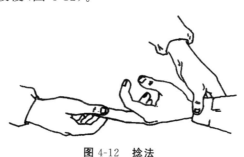

图 4-12　捻法

(二)临床应用

本法是比较轻柔缓快的手法,多用于四肢小关节,如于指、足趾等部位。具有滑利关节,通经活络,促进末梢血液循环等作用。

五、掐法

(一)操作方法

以拇指指甲着力,在一定穴位或部位上深深掐压,要求用力平稳,逐渐加重,以有得气感为度;若用于急救,则用力较重,以患者清醒为度(图 4-13)。

(二)临床应用

本法刺激性极强,临床较少应用。常作为急救手法,治疗昏厥、惊风、肢体痉挛、抽搐等,具有开窍醒神,镇惊止痛,解除痉挛等作用。

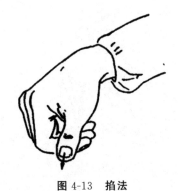

图 4-13　掐法

第四节　摆动类手法

一、一指禅推法

(一)操作方法

手握空拳,拇指盖住拳眼,以拇指端或指面、偏峰着力,沉肩垂肘,手腕悬屈,以前臂摆动带动拇指指间关节的屈伸活动。摆动幅度要均匀一致,每分钟120～160 次,紧推慢移,做缓慢的直线或循经往返移动(图 4-14)。

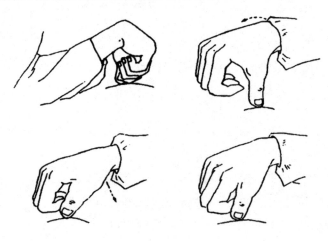

图 4-14　一指禅推法

(二)临床应用

本法着力点小,压强较大,刺激深透柔和,具有舒筋活络,调和营卫,行气活血,健脾和胃的作用。本法可用于全身各部穴位或部位,其中指峰推多用于四肢关节部和腰臀部;指面推多用于胸腹部和颈项部;偏峰推多用于头面部。

二、揉法

(一)操作方法

以小鱼际掌背侧至第 3 掌指关节部着力,用前臂旋转摆动,带动腕部屈伸、外旋的连续不断的动作。要求压力均匀柔和,揉动时贴紧体表,动作协调、连续,每分钟 120～160 次(图 4-15)。

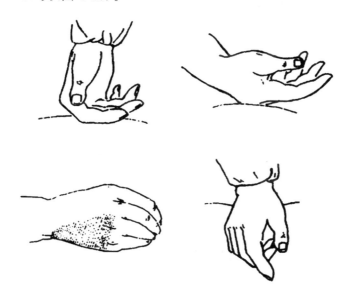

图 4-15　揉法

(二)临床应用

本法接触面积大,压力大而柔和,除头面部、胸腹部外,全身各部均可使用。具有舒筋活血,滑利关节,缓解肌肉、韧带痉挛,消除肌肉疲劳等作用。临床应用时,掌背揉法多用于肌肉丰厚的部位,小鱼际揉多用于颈项部,掌指关节揉多用于腰臀、大腿等部位。

三、揉法

(一)操作方法

以鱼际、手掌、手指罗纹面和肘、小臂尺侧等部位着力,吸定于一定部位和穴位上,作轻柔缓和的顺时针或逆时针旋转推动,并带动皮下组织。要求压力均匀适度,揉动和缓协调,不能滑动和摩擦,每分钟120~160次(图4-16)。

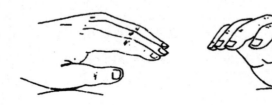

图 4-16　揉法

(二)临床应用

本法着力面积有大有小,刺激缓和,柔软舒适,全身各部位均可使用。具有宽中理气,消积导滞,舒筋活络,温通气血,活血祛瘀等作用。临床应用时,鱼际揉多用于头面、颈项和四肢部,掌揉多用于胸腹和腰背部,指揉多用于头面、胸腹和四肢部的穴位,肘臂揉多用于腰臀等肌肉丰厚的部位。

第五节　振动类手法

一、抖法

(一)操作方法

用双手握住患肢远端,用力做小幅度的上下连续抖动。要求患者尽量放松肢体肌肉,抖动的幅度由小渐大,抖动频率要快,使患肢有松动感(图4-17)。

(二)临床应用

本法比较柔和、轻快、舒松,常用于上肢、下肢和腰部。具有疏通经络,滑利关节,松解粘连等作用。

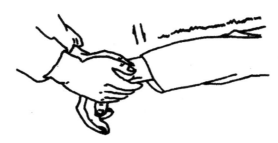

图 4-17　抖法

二、振法

(一)操作方法

以手掌或手指为着力点,按压在一穴位或部位上,做连续不断的快速颤动。要求前臂和手静止发力,使肌肉强力收缩,产生快速振动,幅度要小,频率要快,振动不可时断时续(图 4-18)。

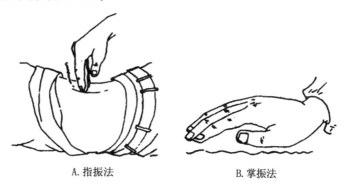

A. 指振法　　　　　　　B. 掌振法

图 4-18　振法

(二)临床应用

本法作用温和,常用于胸腹、头面和肢体部。具有祛瘀消积,和中理气,消食导滞,调节胃肠功能等作用。

第五章 心脑系病证的辨证治疗

第一节 真 心 痛

真心痛是指以突然发作的剧烈而持久的胸骨下部后方或心前区压榨性、闷胀性或窒息性疼痛为临床表现特点的一种严重病症，是胸痹的进一步发展。疼痛可放射到左肩、左上肢前内侧及无名指和小指，一般持续时间较长，常伴有心悸、水肿、肢冷、喘促、面色苍白、汗出、焦虑和恐惧感等症状，甚至危及生命。多因劳累、情绪激动、饱食、受寒等因素诱发。《灵枢·厥病篇》描述了真心痛的发作和预后，称："真心痛，手足青至节，心痛甚，旦发夕死，夕发旦死。"

现代医学的冠状动脉粥样硬化性心脏病、心肌梗死、心律失常、心源性休克等，出现真心痛的临床表现时，可参考本节进行辨证论治。

一、病因、病机

真心痛病因、病机和"胸痹"类同，与年老体衰，阳气不足，七情内伤，气滞血瘀，痰浊化生，寒邪侵袭，血脉凝滞等因素有关。如寒凝气滞，血瘀痰浊，闭阻心脉，心脉不通，可出现心胸疼痛（胸痹），严重者部分心脉突然闭塞，气血运行中断，可见心胸猝然大痛，而发为真心痛。

真心痛之病位在心，其本在肾。总的病机是本虚标实，本虚是发病基础，标实是发病条件，急性发作时以标实为主，总由心之气血失调、心脉痹阻不畅而致。

二、诊断要点

(一)症状

突然发作胸骨后感心前区剧痛，呈压榨性或窒息性疼痛。疼痛常可放射至左肩背和前臂，持续时间可长达数小时或数天，可兼心悸、恶心、呕吐等。

(二)检查

1.心电图检查

根据ST段或T波的异常变化来判断心肌缺血的部位及程度,同时根据相应导联所出现病理性Q波及ST段抬高的表现,来确定心肌梗死的部位。

2.胸部X线片

胸部X线片以及冠状动脉造影有助于诊断。

三、辨证

本病病位在心,其本在肾,本虚标实是其发病的主要机制,而在急性期则以标实为主。

若心气不足,运血无力,心脉瘀阻,或心血亏虚,气血运行不利,可见心动悸,脉结代(心律失常);若心肾阳虚,水邪泛滥,水饮凌心射肺,可出现心悸、水肿、喘促(心力衰竭),或亡阳厥脱,亡阴厥脱(心源性休克),或阴阳俱脱,最后导致阴阳离决。

(一)气虚血瘀

证候:心胸刺痛,胸部闷窒,动则加重,伴短气乏力,汗出心悸,舌体胖大,边有齿痕,舌质黯淡或瘀点瘀斑,舌苔薄白,脉弦细无力。

分析:元气素虚,无力推动血液运行,血行缓慢而滞涩,闭阻心脉,心脉不通,则心胸刺痛,胸部闷窒;动则耗气更甚,故短气乏力,汗出;气虚心搏加快,故心悸;舌体胖大,边有齿痕,苔薄白为气虚之象;舌质黯淡,有瘀点瘀斑为血瘀之征。

(二)寒凝心脉

证候:胸痛彻背,胸闷气短,心悸不宁,神疲乏力,形寒肢冷,舌质淡黯,苔白腻,脉沉迟,迟缓或结代。

分析:寒邪内侵,阳气不运,气机阻痹,故见胸痛彻背;胸阳不振,气机不利,故见胸闷气短,心悸不宁;阳气不足,上不荣头面,外不达四肢,故面色苍白,形寒肢冷;舌淡黯,苔白腻,脉沉迟缓或结代,均为寒凝心脉、阳气不运之候。

(三)正虚阳脱

证候:心胸绞痛,胸中憋闷或有窒息感,喘促不宁,心慌,面色苍白,大汗淋漓,烦躁不安或表情淡漠;重则神识昏迷,四肢厥冷,口开目合,手撒尿遗,脉疾数无力或脉微欲绝。

分析：阳气虚衰，胸阳不运，痹阻气机，血行瘀滞，故见胸憋闷、绞痛或有窒息感；少气不续，不能维持正常心搏，故心慌，喘促不宁；大汗淋漓，烦躁不安或表情淡漠，乃为阳脱阴竭；阳气消乏，清阳不升，或失血过多，血虚不能上承，故见神识昏迷；气血不能达四末，则四肢厥冷；营阴内衰，正气不固，故口开目合，手撒遗尿；脉疾数无力或脉微欲绝，乃亡阳伤阴之征。

四、治疗

本病在发作期必须选用有速效止痛作用之药物，以迅速缓解心痛症状。疼痛缓解后予以辨证施治，常以补气活血、温阳通脉为法。

(一)中药治疗

1.气虚血瘀

治法：益气活血，通脉止痛。

处方：保元汤合血府逐瘀汤加减。

方中人参、黄芪补气益心；桃仁、红花、川芎活血祛瘀；赤芍、当归、牛膝养血活血；柴胡、枳壳、桔梗行气豁痰宽胸；生地黄、肉桂敛汗温阳定悸；甘草调和诸药。

另外，可选用速效救心丸，每天 3 次，每天 4～6 粒，急性发作时每次 10～15 粒。

2.寒凝心脉

治法：温补心阳，散寒通脉。

处方：当归四逆汤加减。

方中当归补血活血；芍药养血和营；桂枝温经散寒；细辛祛寒除痹止痛；炙甘草、大枣益气健脾，通行血脉。

本证寒象明显，可加干姜、蜀椒、荜茇、高良姜；气滞加白檀香；痛剧急予苏合香丸，每服 1～4 丸。

3.正虚阳脱

治法：回阳救逆，益气固脱。

处方：四味回阳饮加减。

方中以红参大补元气；附子、炮姜回阳；可加肉桂、山萸肉、龙骨、牡蛎温助心阳，敛汗固脱；加玉竹配炙甘草养阴益气。阴竭亡阳，合生脉散。

另外，可选用丹参滴丸，10～15 粒，每天 3 次。或用参附注射液 100 mL 加5％葡萄糖注射液250 mL,静脉滴注。

(二)针灸治疗

1.基本处方

内关、郄门、阴郄、膻中。

内关、郄门同经相配,郄门、阴郄二郄相配,更和心包之募膻中,远近相配,共调心气。

2.加减运用

(1)气虚血瘀证:加脾俞、足三里、气海以益气通络。诸穴针用补法。

(2)寒凝心脉证:加心俞、厥阴俞、命门以温经祛寒、通络止痛。诸穴针用补法,或加灸法。

(3)正虚阳脱证:重灸神阙、关元以回阳救逆固脱。余穴针用补法。

3.其他

(1)耳针疗法:取心、神门、交感、皮质下、内分泌,每次选3～4穴,强刺激,留针30～60分钟。

(2)电针疗法:取膻中、巨阙、郄门、阴郄,用连续波,快频率刺激20～30分钟。

(3)穴位注射疗法:取心俞、厥阴俞、郄门、足三里,每次选2穴,用复方丹参注射液或川芎嗪注射液,每穴注射2 mL,每天1次。

(4)头针疗法:取额旁1线,平刺激,持续捻转2～3分钟,留针20～30分钟。

第二节 神 昏

神昏是以神志丧失且不易逆转为特征的一种病证,又称昏迷、昏不知人,昏谵、昏愦等。

神昏有程度不同,现代医学分为轻、中、重3度。中医学虽未明确分度标准,但从所用术语含义来看,大致有轻重之别。轻者称神识蒙眬,时清时昧,重者昏谵、神昏、昏不识人、不知与人言等,最重者常称昏愦,或其状如尸、尸厥等。

神昏只是一个症,不作为病证名称理解,是很多疾病发展到危重阶段时所出现的一个共同病理反映。

现代医学中的昏迷,是由于大脑皮质和皮下网状结构发生高度抑制,脑功能严重障碍的一种病理状态。由急性传染性疾病、感染性疾病、内分泌及代谢障碍性疾病、水、电解质平衡紊乱、中毒、物理性损害等引起的昏迷,可参照中医神昏辨证论治。

一、病因、病机

(一)阳明腑实

感受寒邪,或温热、湿热之邪,入里化热,热与糟粕相合,结于胃肠,浊气上熏于心,扰于神明而神昏谵语。《伤寒论》中的神昏谵语,皆因阳明腑实所致。正如陆九芝所说:"胃热之甚,神为之昏,从来神昏之病;皆属胃家"。温病中因阳明腑实而致昏迷的记载亦颇多。如《温病条辨·中焦篇》第六条:"阳明温病,面目俱赤,肢厥,甚则通体皆厥,不瘛疭,但神昏,不大便七八日以外,小便赤,脉沉伏,或并脉亦厥,胸腹坚满,甚则拒按,喜凉饮者,大承气汤主之"。《温热病篇》第六条:"湿热证,发痉,神昏笑妄,脉洪数有力,开泄不效者,湿热蕴结胸膈,宜仿凉膈散,若大便数天不通者,热邪闭结胃肠,宜仿承气急下之例"。阳明腑实是热性病发生昏迷的重要因素,因而通下法在救治昏迷患者中占有重要位置。

(二)热闭心包

热闭心包而产生昏迷的理论,是温病学首创,是温病学的一大贡献。除伤寒阳明腑实所造成的神昏之外,又提出了热闭心包的理论,为救治神昏开辟了新的途径。热闭心包有两个传变途径,一是逆传,由卫分证不经气分,而直陷心营,阻闭心包,使神明失守而昏迷。这种逆传,往往是由于所感受有温热之邪毒力太盛,或素体阴虚,外邪易于内陷,或误治引起内陷,这就是叶天士所说的"逆传心包"。另一个传变途径是顺传,由卫分经气分,再传入心营而出现神昏,这种昏迷虽较逆传者出现较晚,但是由于邪热不解,对阴液的耗伤较重。

(三)湿热酿痰蒙蔽心包

感受湿热之邪,湿热交蒸酿痰,痰浊蒙蔽心包,心明失守而神昏。这是叶天士所说的"湿与温合,蒸郁而蒙蔽于上,清窍为之壅塞,浊邪害清也"。

湿为阴邪,热为阳邪,湿遏则热伏,热蒸则湿横,湿热郁蒸,最易闭窍动风,所以薛生白在《湿热病篇》中说"是证最易耳聋干呕,发痉发厥",《湿热病篇》全篇中有许多条都记载了昏厥的症状。《温病条辨·上焦篇》第四十四条亦有:"湿温邪人心包,神昏肢厥"的记载。至于吸收秽浊之气而昏迷者,亦有称为发痧者,其实质也是湿热秽浊之邪,如《温病条辨·中焦篇》第五十六条"吸受秽湿,三焦分布,热蒸头胀,身痛呕逆,小便不通,神识昏迷,舌白不渴……"《湿温病篇·十四条》"温热证,初起即胸闷不知人,瞀乱大叫痛,湿热阻闭中上二焦……"皆是由湿热秽浊之气而致昏迷者。

(四)瘀热交阻

由于湿热之邪入营血,煎熬阴液,则血行凝涩而成瘀血。热瘀交阻于心窍而神昏,或素有瘀血在胸膈,加之热邪内陷,交阻于心窍,亦可发生神昏,正如叶天士所说"再有热传营血,其人素有瘀伤宿血在胸膈中,挟热而搏,其舌必紫而暗,扪之湿,当加入散血之品,如琥珀、丹参、桃仁、丹皮等。不尔,瘀血与热为伍,阻遏正气,遂变如狂发狂之证"。何秀山亦说:"热陷包络神昏,非痰迷心窍,即瘀阻心窍"(《重订通俗伤寒论》犀地清络饮,何秀山按)。

"热入血室"及"下焦蓄血"所产生的昏迷谵狂,其机理与瘀血交阻相似,只是交阻的部位不同而已。热入血室在胞宫,下焦蓄血者在膀胱(部位尚有争议),热入血室者,乃妇人于外感热病过程中,经水适来适断,热邪乘虚陷入血室,与血搏结,瘀热冲心,扰于神明,遂发昏狂,正如薛生白于《湿热病篇》第三十二条所说:"湿热证,经水适来,壮热口渴,谵语神昏,胸腹痛,或舌无苔,脉滑数,邪陷营分,宜大剂犀角、紫草、茜草、贯众、连翘、鲜菖蒲、银花露等味"。

伤寒下焦蓄血者,是因为太阳表证不解,热邪随经入腑,与血搏结而不行,瘀热冲心,扰乱神明,其人发狂。如《伤寒论》所说:"太阳病六七日,表证仍在,反不结胸,其人发狂者,以热在下焦,少腹当鞕满,小便自利者,下血乃愈,抵当汤主之"。

瘀热交阻的部位,虽然有在心、在胸膈、在下焦、在胞宫之异,但因心主血脉,血分之瘀热,皆可扰于心神而发昏谵或如狂发狂,其病机有共同之处。

(五)气钝血滞

外邪人里化热,病久不解,必伤于阴,络脉凝瘀,阴阳两困,气钝血滞,灵机不运,神识昏迷、呆顿。这种昏迷,薛生白在《湿热病篇》第三十四条中阐述得很清楚。他说:"湿热证,七八日,口不渴,声不出,与饮食也不欲,默默不语,神识昏迷,进辛开凉泄、芳香逐秽,俱不效,此邪入厥阴,主客浑受,宜仿吴又可三甲散,醉地鳖虫、醋炒鳖甲、土炒穿山甲、生僵蚕、柴胡、桃仁泥等味"。薛生白在本条自注中,对气钝血滞的昏迷又做了进一步的解释,他说:"暑热先伤阳分,然病久不解,必及于阴,阴阳两困,气钝血滞而暑湿不得外泄,遂深入厥阴,络脉凝瘀,使一阳不能萌动,生气有降无升,心主阻遏,灵气不通,所以神不清而昏迷默默也。破滞破瘀,斯络脉通而邪得解矣"。这种昏迷,在热病后期的后遗症多见,表现昏迷或呆痴、失语等。

(六)心火暴盛

素体肝肾阴虚,加之五志过极,或嗜酒过度,或劳逸失宜,致肝阳暴涨,阳升风动,心火偏亢,神明被扰,瞀乱而致昏迷。这一病机是由刘河间所倡导,他在《素问玄机原病式·火类》中说:"由于将息失宜,而心火暴甚,肾水虚衰,不能制之,则阴虚阳实,而热气拂郁,心神昏冒,筋骨不用,而猝倒无知也,多因喜怒思悲恐之五志有所过极而卒中者,由五志过极,皆为热甚故也"。

(七)正虚邪实

正气不足,邪气乘之,神无所倚而致昏迷,《灵枢·九宫八风篇》中说:"其有三虚而偏中于邪风,则为击仆偏枯矣"。击仆即卒然昏仆,如物击之速。《金匮要略·中风历节篇》说:"络脉空虚,贼邪不泻……入于腑,即不识人,邪入于脏,舌即难言,口吐涎"。不识人,即昏迷之谓。《东垣十书·中风辨》说:"有中风者,卒然昏愦,不省人事,痰涎壅盛,语言謇涩等证,此非外来风邪,乃本气自病也"。东垣之论,以气虚为主。

(八)痰蔽清窍

脾失健运,聚湿生痰,痰郁化热,蒙蔽清窍,猝然昏仆。

对中风昏仆,朱丹溪以痰立论,他在《丹溪心法·中风篇》说:"中风大率主血虚有痰,治痰为先,次养血行血"。

(九)肝阳暴涨,上扰清窍

暴怒伤肝,肝阳暴涨,气血并走于上,或夹痰火,上扰清窍,心神昏冒而猝倒不知。《素问·生气通天论》曰:"阳气者,大怒则形气绝,而血菀于上,使人薄厥"。《素问·调经论》曰:"血之与气,并走于上,则为大厥,厥则暴死,气复返则生,不返则死"。张山雷根据上述经文加以阐发,著《中风斠诠》,强调镇肝潜阳,摄纳肝肾,故以"镇摄潜阳为先务,缓则培其本"。

二、诊断要点

(一)临床表现

临床神识不清,不省人事,且持续不能苏醒为特征。病者的随意运动丧夫,对周围事物如声音、光等的刺激全无反应。

(二)鉴别诊断

(1)与癫痫鉴别:癫痫,卒然仆倒,昏不知人,伴牙关紧闭、四肢抽搐、僵直,发作片刻又自行停止,复如常人,并有反复发作,每次发作症状相似的特点。而昏迷,可伴抽搐,亦可无抽搐僵直,一旦昏迷后,非经治疗则不易逆转,且无反复发作史。

(2)与厥证鉴别:厥证,发作呈突然昏仆,常伴四肢厥冷,少有抽搐,短时间即可复苏,醒后无偏瘫、失语、口眼㖞斜等后遗症。且每次发作都有明显诱因,如食厥之因于食,酒厥之因于酒,暑厥之因于暑,气厥之因于气等。昏迷除外伤外,都是在原发病恶化的基础上发生的,神志复苏以后,原发病仍然存在。

(3)与脏躁鉴别:脏躁往往在精神刺激下突然发病,多发于青壮年妇女,可表现为抽搐、失语、瘫痪、暴喘等多种状态,发作时神志不丧失,可反复发作,发作后常有情感反应,如哭笑不能抑制,或忧郁寡欢等,每次发作大致相似,与昏迷可资鉴别。

三、辨证论治

(一)闭证

1.热陷心包

主证:昏愦不语,灼热肢厥,或伴抽搐、斑疹、出血、便干溲赤、面赤目赤,可因邪气大盛、正气不支而身热骤降、四肢厥冷、大汗淋漓、面色苍白。舌干绛而塞,脉细数而疾,或细数微弱。

治法:清心开窍,泄热护阴。

方药:清营汤加减。

水牛角 30~50 g(先煎),生地黄、玄参、麦冬、丹参、连翘各 15 g,竹叶心 6 g,黄连 10 g,甘草6 g。水煎服。

加减:抽搐者加羚羊角 5 g(先煎),钩藤 20 g,地龙 15 g。

2.阳明热盛

主证:身热大汗,烦渴引饮,躁扰不安,渐至谵语神昏,四肢厥冷,面赤目赤。若成阳明腑实证,则大便鞭结,腹部坚满。舌红苔黄,脉洪大。甚则舌苔黄燥或干黑起芒刺,脉沉实或沉小而躁疾。

治法:清气泄热。

方药:大承气汤。

大黄 15 g,芒硝、枳实各 12 g,厚朴 10 g,水煎服。

加减:口渴引饮者,加石膏 30 g、知母 15 g。

3.湿热酿痰,蒙蔽心窍

主证:神志蒙眬或时清时昧,重者亦可昏愦不语,少有狂躁,身热不扬,午后热甚,胸脘满闷。舌红苔黄腻,脉濡滑或滑数。

治法:宣扬气机,化浊开窍。

方药:菖蒲郁金汤加减。

石菖蒲、郁金各 15 g,栀子、连翘、牛蒡子、牡丹皮、菊花各 12 g,竹沥适量(冲服),姜汁适量(冲服),玉枢丹 1 粒(研冲)。水煎服。

4.瘀热交阻

主证:昏谵或狂,胸膈窒塞疼痛拒按,身热夜甚,唇甲青紫。下焦蓄血者,少腹硬满急结,大便鞭,其人如狂。热入血室者,经水适来适断,谵语如狂,寒热如疟。舌绛紫而润或舌蹇短缩,脉沉伏细数。

治法:清热化瘀,通络开窍。

方药:犀地清络饮。

犀角汁 20 mL(冲),粉丹皮 6 g,青连翘 4.5 g(带心),淡竹沥 60 mL(和匀),鲜生地 24 g,生赤芍 4.5 g,桃仁 9 粒(去皮),生姜汁 2 滴(同冲),鲜茅根 30 g,灯芯草 1.5 g,鲜石菖蒲汁 10 mL(冲服)。

5.气钝血滞

主证:大病之后,神情呆痴,昏迷默默,口不渴,声不出,与饮食亦不欲,语言謇涩,肢体酸痛拘急,胁下锥刺,肌肉消灼。舌黯,脉沉涩。

治法:破滞化瘀,通经活络。

方药:通经逐瘀汤。

刺猬皮 9 g,薄荷 9 g,地龙 9 g,皂角刺 6 g,赤芍 6 g,桃仁 6 g,连翘 9 g,银花 9 g。

加减:血热,加山栀、生地;风冷,加麻黄、桂枝;虚热,加银柴胡、地骨皮;喘咳,加杏仁、苏梗。

6.五志过极,心火暴盛

主证:素有头晕目眩,卒然神识昏迷,不省人事,肢体僵直抽搐,牙关紧闭,两手握固,气粗口臭,喉中痰鸣,大便秘结。舌红苔黄腻,脉弦滑而数。

治法:凉肝熄风,清心开窍。

方药:镇肝熄风汤。

怀牛膝 30 g,生赭石 30 g,川楝子 6 g,生龙骨 15 g,生牡蛎 15 g,生龟甲 15 g,

生杭芍、玄参、天冬各15 g,生麦芽、茵陈各 6 g,甘草 4.5 g。

7.痰浊阻闭

主证:神识昏蒙,痰声漉漉,胸腹痞塞,四肢欠温,面白唇暗。舌淡苔白腻,脉沉缓滑。

治法:辛温开窍,豁痰熄风。

方药:涤痰汤送服苏合香丸。

半夏、胆星、橘红、枳实、茯苓、人参、菖蒲、竹茹、甘草、生姜、大枣。

(二)脱证

1.亡阴

主证:神昏舌强,身热汗出,头汗如洗,四肢厥冷,喘促难续,心中憺憺,面红如妆,唇红而艳。舌绛干萎短,脉虚数或细促。

治法:救阴敛阳。

方药:生脉散加味。

人参 12 g(另炖),麦冬 20 g,五味子、山萸肉各 15 g,黄精、龙骨、牡蛎各 30 g。水煎服。

2.阳脱

主证:神志昏迷,目合口开,鼻鼾息微,手撒肢厥,大汗淋漓,面色苍白,二便自遗,唇舌淡润,甚则口唇青紫,脉微欲绝。

治法:回阳救逆。

方药:参附汤。

加减:人参 15 g,制附子 12 g。水煎服。

四、预后预防

(一)预后

(1)昏迷患者,可以红灵丹、通关散等搐鼻取嚏,有嚏者生,无嚏者死,为肺气已绝。

(2)正衰昏迷,寸口脉已无,趺阳脉尚存者,为胃气未败,尚可生;若趺阳脉已无,为胃气已绝,胃气绝者死。

(3)厥而身温汗出,入腑者吉;身冷唇青,入脏者凶,指甲青紫者死。或醒或未醒,或初病或久病;忽吐出紫红色者死。

(4)口干、手撒、目合、鼻鼾、遗溺,为五脏绝,若已见一二症,唯大剂参、附,兼灸气海、丹田,间有活者。

(5)若高热患者,突然出现体温骤降,冷汗淋漓,四肢厥冷,脉微欲绝者,为邪气太盛,正气不支而亡阳,先急予参、附回阳。待阳复后可复热,当转而清热解毒。不可固守原方,继续扶阳。

(二)预防调护

(1)本病预防主要是及时治疗各种可引起神昏的病证,防止其恶化。

(2)神昏不能进食者,可用鼻饲,给予足够的营养,并输液吸氧等。

(3)神昏患者应定期翻身按摩,及时做五官及二便的清洁护理等。

第六章 脾胃系病证的辨证治疗

第一节 痞 满

一、概念

痞满是以胸脘痞塞满闷不舒,按之柔软,压之不痛,视之无胀大之形为主症的病证。西医学中的慢性胃炎、胃神经症、胃下垂、消化不良等疾病,当出现以胃脘部痞塞、满闷不舒为主要表现时,可参考本节辨证论治。早期肝硬化、胸腔积液、心绞痛、心肌梗死表现为胸脘满闷者不属于本病证范围。

二、病因、病机

痞满多因表邪内陷入里,饮食不节,痰湿阻滞,情志失调,或脾胃虚弱等各种原因导致脾胃损伤,升降失司,胃气壅塞而发病。

(一)病因

1.感受外邪

外邪侵袭肌表,治疗不得其法,滥施攻里泻下,脾胃受损,外邪乘虚内陷入里,结于胃脘,阻塞中焦气机,升降失司,胃气壅塞,遂成痞满。

2.内伤饮食

暴饮暴食,或恣食生冷粗硬,或偏嗜肥甘厚味,或嗜浓茶烈酒及辛辣过烫饮食,损伤脾胃,以致食谷不化,阻滞胃脘,升降失司,胃气壅塞,而成痞满。

3.痰湿阻滞

脾胃失健,水湿不化,酿生痰浊,痰气交阻于胃脘,则升降失司,胃气壅塞,而成痞满。

4.情志失调

多思则气结,暴怒则气逆,悲忧则气郁,惊恐则气乱等,造成气机逆乱,升降失职,形成痞满。其中尤以肝郁气滞,横犯脾胃,致胃气阻滞而成之痞满为多见。

5.脾胃虚弱

素体脾胃虚弱,中气不足,或饥饱不匀,饮食不节,或久病损及脾胃,纳运失职,升降失调,胃气壅塞,而生痞满。

(二)病机

1.基本病机为脾胃升降功能失调,胃气壅塞

外感湿热、客寒,或食滞、痰湿停留日久,或肝郁气滞,横逆犯脾或病程日久,脾胃受损等,均可导致脾胃运纳失职,清阳不升,浊阴不降,中焦气机阻滞,升降失司而出现痞满。

2.病位在胃,涉及肝脾

本病病位在胃,与肝脾关系密切。胃位居中焦,属于阳土,喜润恶燥,主受纳传输水谷,以和降为顺,实而不能满,故极易感受外邪,而致气机阻滞,胃气不降;脾胃同属中土,互为表里,喜燥恶湿,主运化转输,以升为健,若脾土虚弱,健运失职,则水谷入胃不得化,以致水反为湿,谷反为滞,湿滞壅积于胃腑,气机不通而成痞满;肝主疏泄,喜条达而恶抑郁,体阴而用阳,一遇情志不遂,则肝气郁结,横逆犯胃,气机郁滞,升降失职,酿生痞满,三者相互影响,互为因果。

3.虚实夹杂为其病机特点

外邪所犯,食滞内停,痰湿中阻,湿热内蕴,气机失调等所成之痞皆为实邪,脾胃气虚,无力运化,或胃阴不足,失于濡养所致之痞则属虚痞,因邪实多与中虚不运,升降无力有关,而中焦转运无力,最易招致病邪内阻,两者互相影响,相互转化,从而形成虚实夹杂、寒热错杂之证。

此外,痞满日久不愈,气血运行不畅,脉络瘀滞,血络损伤,可见吐血、黑便,亦可产生胃痛或积聚、噎膈等变证。

三、诊断与病证鉴别

(一)诊断依据

(1)以胃脘痞塞,满闷不舒为主要临床表现,其痞按之柔软,压之不痛,视之无胀大之形。

(2)常伴有胸膈满闷,饮食减少,得食则胀,嗳气则舒等症。

(3)发病和加重常与饮食、情志、起居、冷暖失调等诱因有关。

（4）多为慢性起病,时轻时重,反复发作,缠绵难愈。

（5）纤维胃镜检查、上消化道 X 线检查、胃液分析等的异常,有助于本病的诊断。

（二）辅助检查

电子胃镜或纤维胃镜可确诊慢性胃炎,并排除溃疡病和胃肿瘤;病理组织活检可确定慢性胃炎的类型以及是否有肠上皮化生、异型增生;X 线钡餐检查可协助诊断慢性胃炎、胃下垂等;胃肠动力检测如胃肠测压、胃排空试验、胃电图等可协助诊断胃动力障碍、紊乱等;幽门螺杆菌（Hp）相关检测是否为 Hp 感染;B 超、CT 检查可鉴别肝胆病和腹水等。

（三）病证鉴别

1.痞满与胃痛

两者病位皆在胃脘部,且胃痛常兼胀满,痞满时有隐痛,应加以鉴别。胃痛以疼痛为主,痞满以痞塞满闷为主;胃痛者胃脘部可有压痛,痞满者则无压痛。

2.痞满与鼓胀

鼓胀与胃痞同为腹部病证,且均有胀满之苦,鼓胀早期易与胃痞混淆。鼓胀腹部胀大膨隆,胀大之形外现;胃痞则自觉满闷痞塞,外无胀大之形。鼓胀按之腹皮急;胃痞胃脘部按之柔软。

3.痞满与胸痹心痛

胸痹心痛可有脘腹满闷不舒,痞满常伴有胸膈满闷,但两者有病在心胸和病在胃脘之不同,应予区别。胸痹心痛属胸阳痹阻,心脉瘀阻,心脉失养为患,以胸痛,胸闷,短气为主症,伴有心悸、脉结代等症状;痞满系脾胃功能失调,升降失司,胃气壅塞所致,以胃脘痞塞满闷不舒为主症,多伴饮食减少,得食则胀,嗳气则舒等症状。

4.痞满与结胸

两者病位皆在脘部,然结胸以心下至小腹硬满而痛、拒按为特征;痞满则在心下胃脘,以满而不痛、手可按压、触之无形为特点。

四、辨证论治

（一）辨证思路

1.辨虚实

痞满食后尤甚,饥时可缓,便秘、舌苔厚腻,脉实有力者为实痞,多由外邪所犯、暴饮暴食,食滞内停,痰湿中生、湿热内蕴、情志失调等所致。食积者,伴有嗳腐吞酸,大便不调,味臭如败卵;痰湿者,伴有身重困倦,口淡不渴;脘腹嘈杂不舒,口苦,舌苔黄腻者为湿热之邪所致;心烦易怒,善太息,脉弦者为情志不遂所致。痞满能食,饥饱均满,食少纳呆,大便清利、虚无力者属虚痞,多由脾胃气虚,无力运化,或胃阴不足,失于濡养所致。脾胃虚弱者,痞满时轻时重,纳呆,神疲乏力,脉细弱;胃阴不足者,饥不欲食,口燥咽干,舌红少苔,脉细数。

2.辨寒热

痞满绵绵,得热则减,口淡不渴,或渴不欲饮,舌淡苔白脉沉迟或沉涩者属寒。而痞满势急,口渴喜冷,舌红苔黄脉数者为热。

(二)治疗原则

痞满的病变部位在胃脘,病变脏腑在脾胃,基本病机是中焦气机不利,脾胃升降失职,故总的治疗原则为调理脾胃升降、行气除痞消满,根据虚实分治,实者泻之,分别施以理气解郁、清热祛湿、消食导滞、除湿化痰等法;虚者补之,施以健脾益胃,补中益气,养阴益胃之法。由于本病证常为虚实夹杂之候,所以治疗时通常消补并用。

(三)分证论治

1.饮食内停证

症状:脘腹痞闷而胀,进食尤甚,拒按,嗳腐吞酸,恶食呕吐,或大便不调,矢气频作,味臭如败卵,舌苔厚腻,脉滑。

病机分析:饮食停滞,胃腑失和,气机瘀滞,故脘腹痞闷而胀;食滞胃脘,胃失和降,故嗳腐吞酸,呕吐;食滞作腐,气机不畅,故大便不调,臭如败卵;舌苔厚腻,脉滑为饮食停滞之象。

治法:消食和胃,行气消痞。

代表方药:保和丸加减。山楂、神曲、莱菔子消食导滞,行气除胀;半夏、陈皮和胃化湿,行气消痞;茯苓健脾渗湿,和中止泻;连翘清热散结。

加减:食积较重者,可加鸡内金、谷芽、麦芽以消食;脘腹胀满者,可加枳实、厚朴、槟榔等理气除满;食积化热,大便秘结者,加大黄、枳实,或用枳实导滞丸通腑消胀,清热利湿;兼脾虚便溏者,加白术、扁豆,或枳实消痞丸健脾和胃,化湿消痞。

2.痰湿中阻证

症状:脘腹痞塞不舒,胸膈满闷,头晕目眩,身重困倦,呕恶纳呆,口淡不渴,小便不利,舌苔白厚腻,脉沉滑。

病机分析:痰浊阻滞,脾失健运,气机不畅,故见脘腹痞塞不舒;湿邪困脾,清阳不升,清窍失养,故头晕目眩;湿邪困脾,胃失和降,故见困倦,呕恶;气化不利,故小便不利;舌苔白厚腻,脉沉滑为湿邪偏重之象。

治法:除湿化痰,理气和中。

代表方药:二陈平胃汤加减。制半夏、藿香、苍术燥湿化痰;陈皮、厚朴理气消胀;茯苓、甘草健脾和胃。

加减:痰湿盛而胀满甚者,可加枳实、苏梗、桔梗,或合用半夏厚朴汤加强化痰理气;气逆不降,嗳气不止者,加旋覆花、代赭石、沉香、枳实等降逆下气;痰湿郁久化热而见口苦、舌苔黄者,改用黄连温胆汤清化痰热;兼脾胃虚弱者,加党参、白术、砂仁健脾和中。

3.湿热阻胃证

症状:脘腹痞闷,或嘈杂不舒,恶心呕吐,口干不欲饮,口苦,纳少,舌红苔黄腻,脉滑数。

病机分析:湿热内蕴,困阻脾胃,气机不利,则胃脘痞闷,嘈杂不舒;湿热中阻,气机不利,升降失司,故见恶心呕吐,口干口苦;脾为湿困,纳运失职,而见纳少;舌红苔黄腻,脉滑数为湿热壅盛之象。

治法:清热化湿,和胃消痞。

代表方药:泻心汤合连朴饮加减。大黄泄热消痞,和胃开结;黄芩、黄连、栀子清热燥湿;厚朴理气燥湿;石菖蒲芳香化湿,醒脾开胃;半夏和胃燥湿;芦根清热和胃,止呕除烦;黄连、淡豆豉清热燥湿除烦。

加减:恶心呕吐明显者,加竹茹、生姜、旋覆花以止呕;纳呆不食者,加鸡内金、谷麦芽以开胃导滞;嘈杂不适者,合用左金丸;便溏者,去大黄,加扁豆、陈皮化湿和胃;寒热错杂者,用半夏泻心汤苦辛通降。

4.肝胃不和证

症状:脘腹痞闷,胸胁胀满,心烦易怒,善长太息,呕恶嗳气,或吐苦水,大便不爽,舌质淡红,苔薄白,脉弦。

病机分析:肝气犯胃,胃气郁滞,而致脘腹痞闷;肝气郁结,气机不舒,故心烦易怒,善太息;肝气犯胃,胃失和降,而见呕恶嗳气;胆胃不和,气逆于上,故呕吐苦水;肠胃不和,气机郁滞,故大便不爽,舌质淡红,苔薄白,脉弦为肝气郁滞之象。

治法:疏肝解郁,和胃消痞。

代表方药:越鞠丸合枳术丸加减。香附、川芎疏肝散结,行气活血;苍术、神曲燥湿健脾,消食化滞;栀子泻火解郁;枳实行气消痞;白术健脾益胃;荷叶升清养胃。

加减:气郁明显,胀满较甚,加柴胡、郁金、厚朴,或用五磨饮子理气导滞消胀;肝郁化火,口苦而干者,加黄连、黄芩泻火解郁,呕恶明显者,加半夏、生姜和胃止呕,嗳气者,加竹茹、沉香和胃降气。

5.脾胃虚弱证

症状:脘腹满闷,时轻时重,喜温喜按,纳呆便溏,神疲乏力,少气懒言,语声低微,舌质淡,苔薄白,脉细弱。

病机分析:脾胃虚弱,健运失职,升降失常,故脘腹满闷,时轻时重;脾胃虚寒,故喜温喜按;脾虚不运,故见纳呆便溏;脾胃气虚,形神失养,故见神疲乏力,少气懒言;舌质淡,苔薄白,脉细弱为脾胃虚弱之象。

治法:补气健脾,升清降浊。

代表方药:补中益气汤加减,黄芪、党参、白术、炙甘草益气健脾,升麻、柴胡升举清阳,当归养血和营,陈皮理气消痞。

加减:胀闷较重者,可加枳壳、木香、厚朴以理气运脾;四肢不温,阳虚明显者,加制附子、干姜,或合理中丸温胃健脾;纳呆厌食者,加砂仁、神曲理气开胃;舌苔厚腻,湿浊内蕴者,加半夏、茯苓,或改用香砂六君子汤加减以健脾祛湿,理气除胀。

6.胃阴不足证

症状:脘腹痞闷,嘈杂,饥不欲食,恶心嗳气,口燥咽干,大便秘结,舌红少苔,脉细数。

病机分析:胃阴亏虚,胃失濡养,和降失司,故见脘腹痞闷,嘈杂,饥不欲食,胃失和降,故恶心嗳气;阴虚津枯,津液不能上承,大肠液亏失于濡养,故见口燥咽干,大便秘结;舌红少苔,脉细数为阴虚之象。

治法:养阴益胃,调中消痞。

代表方药:益胃汤加减。生地、麦冬、沙参、玉竹养阴益胃,香橼疏肝理脾,消除心腹痞满。

加减:津伤较重者,加石斛、天花粉加强生津;腹胀较著者,加枳壳、厚朴理气消胀;食滞者,加谷麦芽消食导滞;便秘者,加火麻仁、玄参润肠通便。

(四)其他疗法

1.单方验方

(1)生姜 50 g(拍碎剁末),陈皮 10 g,大枣数枚,水煎服,用于感寒所致脘腹胀满。

(2)佛手 30 g,山楂 15 g,麦芽 15 g,神曲 15 g,水煎服,用于食积痞满。

(3)枳壳 10 g,陈皮 10 g,水煎服,用于气滞证。

(4)白豆蔻 3 g,藿香、生姜各 6 g,半夏、陈皮各 5 g,水煎服,用于脾虚湿阻之痞满。

(5)神曲 30 g,炒萝卜籽 10 g,麦芽 10 g,水煎服,用于因食用谷米食物过多导致腹胀厌食者。

(6)怀山药 30 g,鸡内金 9 g,蜂蜜 15 g。怀山药、鸡内金用水煎取汁,调入蜂蜜,搅匀。每天 1 剂,分2 次温服,用于脾胃虚弱,运化不健之食积腹胀者。

(7)荔枝核 100 g,橘皮 10 g,研成细末,饭前服 5 g,每天 3 次,用于肝气郁滞所致脘腹胀满者。

(8)绿萼梅 10 g,绿茶 4 g。上方以沸水冲泡,代茶频饮,兑开水再饮。1 天 1 剂。用于肝胃不和证。

2.常用中成药

(1)四磨汤口服液。

功用主治:顺气降逆。用于气滞、食积所致脘腹胀满。

用法用量:每次 10～20 mL,每天 3 次。

(2)达立通颗粒。

功用主治:清热解郁,和胃降逆,通利消滞,用于肝胃郁热所致痞满,症见胃脘胀满、嗳气、食欲缺乏、胃中灼热、嘈杂泛酸、脘腹疼痛、口干口苦;运动障碍型功能性消化不良见上述症状者。

用法用量:温开水冲服,1 次 1 袋,1 天 3 次。于饭前服用。

(3)气滞胃痛颗粒。

功用主治:疏肝理气,和胃止痛。用于情志不畅,肝气犯胃所引起的胃痛连胁,嘈杂恶心等症。

用法用量:每次 1～2 包,每天 3 次。

(4)香砂和胃丸。

功用主治:健脾开胃,行气化滞。用于脾胃虚弱之脘腹胀满,食欲缺乏。

用法用量:每次 6 g,每天 2 次。

（5）养胃舒胶囊

功用主治：滋阴养胃。用于胃阴亏虚所致的脘腹满闷。

用法用量：每次 2 粒,每天 3 次。

（6）加味保和丸。

功用主治：健脾消食。用于饮食积滞之胃痞。

用法用量：每次 6～9 g,每天 3 次。

（7）补中益气丸。

功用主治：补中益气,升阳举陷。用于脾胃虚弱,中气下陷所致食少腹胀。

用法用量：每次 6 g,每天 3 次。

（8）胃力康颗粒。

功用主治：行气活血,泄热和胃。用于肝胃郁热之脘腹痞满,嗳气吞酸者。

用法用量：每次 10 g,每天 3 次。

3.针灸疗法

（1）体针。

实证：取足厥阴肝经、足阳明胃经穴位为主,以毫针刺,采用泻法。常取足三里、天枢、气海、中脘、内关、期门、阳陵泉等。

虚证：取背俞穴、任脉、足太阴脾经、足阳明胃经穴为主,毫针刺,采用补法。常取脾俞、胃俞、中脘、内关、足三里等。

（2）耳针：取脾、胃、肝、交感、大肠、小肠,实证宜用针刺法,一般刺入深度 2～3 分,按顺时针方向中等幅度捻转,留针 5～10 分钟,每天 1 次；虚证宜采用埋针法,亦可用针刺法,埋针一般埋 1～2 穴,采用针刺法时同上法,应按逆时针方向小幅度捻转,留针 10～20 分钟,隔天 1 次,10 次为 1 个疗程。

4.外治疗法

（1）外敷法：①肉桂粉、沉香粉等量以酒调成糊状敷于脐部,外用麝香壮骨膏外贴固定,1 天1 换。②香附、五灵脂各 30 g,黑白牵牛子各 15 g,加醋炒熨脐周,每天 1 次,每次 30 分钟。③木香、干姜、白胡椒等份,为末敷脐,胶布贴盖,3 天更换。

（2）推拿疗法。①实证：患者取仰卧位,取中脘、天枢、气海、关元等穴。以一指禅法缓慢从中脘推至气海,往返 5～6 遍,每天 1 次。②虚证：患者取俯卧位,取脾俞、胃俞、大肠俞、小肠俞、长强等穴,用擦法,从上至下,往返 3～4 遍,至局部出现热胀感为宜。

五、临证参考

(一)痞满以"滞"为患,以"通"为法

痞满的病位在胃,与肝脾关系密切,脾胃同居中焦,胃主通降,以降为顺,脾主升清,以升为健,清升浊降则气机调畅,肝主疏泄,调节脾胃气机,若脾失健运,胃失和降,肝气郁结,疏泄不利,三者相互影响,致使中焦气机不利,脾胃升降失职,而发为痞满,故中焦气机阻滞,脾胃升降失司为本病证的根本病机,治疗应着眼于"通"上。如董建华教授治疗上强调以通降为法,顺应胃的生理特性,如胃气壅滞者,治以和胃理气通降;肝胃不和者,治以疏肝和胃通降;饮食停滞者,治以消食导滞通降;湿热中阻者,治以清热化湿通降;实热壅滞者,治以清热泻腑通降;脾胃气虚者,治以健脾益气通降;脾胃阳虚者,治以温养脾胃通降;胃阴不足者,治以养阴益胃通降。临床多运用理气通降之药,如木香、陈皮、砂仁、柴胡、郁金、佛手、槟榔、枳实等,使其脾气升,胃气降,脾胃之气运行畅达,可收康复之效。

(二)治痞应重视健脾益气

《证治汇补》载:"大抵心下痞闷,必是脾胃受亏。"说明脾虚是痞病产生的内在因素。脾胃虚弱易致外邪内陷,或饮食不化,痰湿内生,阻碍中焦气机,而发为痞证。因此。在痞满实证的治疗中,除了以祛邪为主外,还应兼顾保护脾胃之气,以发挥祛邪而不伤其正气之功效。对于虚痞的治疗,应采用"虚则补之""塞因塞用"之法,给予益气健脾治疗,以振奋中气,从而恢复其气机升降之枢纽的作用,使清气上升,浊阴下降,痞病自消。代表方有参苓白术散、补中气益汤。常用药物有人参、党参、黄芪、白术、茯苓、甘草、大枣等。此外根据"健脾先运脾,运脾必调气"的理论,一般在健脾益气的基础上,常添加陈皮、枳壳、柴胡、苏梗等疏导理气药物。痞证日久,或过用香燥之品,常暗耗阴津,致胃阴不足,胃体失养,气机不畅,而见胃脘痞满,脘中灼热,口燥咽干,大便干结,舌红,苔少或无苔,脉虚细数者,需加用沙参、麦冬、玉竹、石斛、天花粉、知母等养阴生津之品。

(三)湿邪阻滞是形成胃痞的重要病理因素

湿为阴邪,易首先犯脾,困阻脾胃,阻遏气机,影响脾胃升降功能,导致痞满的发生,由于体质状况不同,饮食偏嗜的性质不同,或形成寒湿中阻,或导致湿热中阻,都可引起痞满。故治痞应以祛湿为主,但有芳香化湿、苦温燥湿、淡渗利湿、健脾化湿之分,热化者宜清热,寒化者宜温燥,症见胃脘痞满,纳呆乏力,舌苔

腻,脉濡滑者,宜芳香化湿为主,药用藿香、佩兰、枳壳、大腹皮、香橼皮、佛手、芦根、焦三仙等;口干不欲饮,苔白腻者,宜加苍术、厚朴、陈皮、清半夏等苦温燥湿之品,小便不利者,宜加茯苓、通草、车前子等淡渗之品。脾虚湿阻者,症见脘腹胀闷,食后更甚,大便稀溏,苔薄腻,脉濡细,宜健脾化湿为主,药用扁豆、木香、砂仁、藿香、佩兰、生薏苡仁、茯苓、通草、枳壳、香橼皮、佛手等;湿邪化热,湿热阻滞脾胃者宜清热化湿,药用黄芩、黄连、滑石、藿香、佩兰、芦根等。

(四)痞满多虚实相兼、寒热错杂,治疗宜消补兼施、辛开苦降

胃痞虽有虚实寒热之别,但在病变过程中,因寒热虚实可相互转化,故可出现虚实相兼、寒热错杂等复杂证型。治疗此类证型,首推仲景伤寒方诸泻心汤。中医大家刘渡舟教授对仲景之学有高深的造诣,应用泻心汤类方治疗心下痞证经验丰富。刘老认为在五泻心汤中,半夏泻心汤、生姜泻心汤、甘草泻心汤三方是调理脾胃阴阳的,大黄黄连泻心汤和附子泻心汤乃是针对寒热具体情况而制订的。半夏泻心汤、生姜泻心汤、甘草泻心汤均为治疗心下痞的方剂,皆以脾胃升降失常,寒热错杂而出现的心下痞满与呕、利等证为主。三方药物相仿,治疗略同,但同中有异,其中辛开、苦降、甘调各有偏重。如半夏泻心汤证以心下痞兼呕为主;生姜泻心汤证以心下痞硬,干噫食臭,胁下有水气,腹中雷鸣与下利为主;甘草泻心汤证则以痞利俱甚,谷气不化,客气上逆,干呕心烦不得安为主。大黄黄连泻心汤用于中焦有热,影响脾胃气机升降而成心下痞者,附子泻心汤用于热痞兼下焦阳虚者。

(五)结合西医检查手段辨证施治

田德禄将西医学的胃肠造影、胃镜检查看作中医望诊的延伸,对胃镜象及其病理象进行微观辨证,在辨证用药基础上加入针对性用药,常获良效。如对于慢性萎缩性胃炎患者,镜下见胃黏膜红白相间,以白为主,管腔空旷,皱襞变浅,分泌物减少,血管显露,认为属脾胃虚弱,法宜虚则补之,常用黄芪、党参、炒白术、炒山药、石斛等;对于镜下胃黏膜呈树枝状及铺路石样改变等属癌前病变,病检常示胃黏膜异型增生,肠上皮化生者,多属久病入络,非痰即瘀,治宜祛瘀化浊,临证常加菖蒲、胆星、金铃子散、失笑散或丹参饮,甚则加猬皮、九香虫常获良效;经胃肠造影提示胃下垂者应与饮食积滞、阻于胃腑、留滞不降,胃腑不堪重负,久则下沉而坠有关,不能一概以虚论治。故临证常在补中气之药中加入理气消导之品如槟榔、枳实壳、焦三仙、莱菔子等,促进胃肠蠕动,加快胃腑排空,从而明显缩短了胃下垂的疗程。

六、预防调护

(一)饮食调摄

节制饮食,勿暴饮暴食;饮食宜清淡,忌肥甘厚味、辛辣醇酒及生冷之品。

(二)精神调摄

保持乐观开朗,心情舒畅。

(三)注意生活起居

适寒温,防六淫,注意腹部保暖。

(四)适当运动

适当参加体育锻炼,增强体质。

第二节 纳 呆

一、概念

纳呆是指胃的受纳功能呆滞,也称"胃呆",即消化不良、食欲缺乏的症状。如果胃口欠佳,常有饱滞之感,称为"胃纳呆滞"。胃的受纳功能降低,食欲缺乏,又称纳呆、纳少或食少。西医学中急性胃炎、慢性胃炎、消化性溃疡、功能性消化不良、胃下垂等疾病,若以食欲缺乏、消化不良等为主症时,均属于中医学纳呆范畴,均可参考本节进行辨证论治。肝硬化、肿瘤等患者可能出现食欲缺乏等类似主症,不属于该疾病范畴。

二、病因、病机

纳呆主要由感受时邪、饮食伤胃、情志失调和脾胃虚弱等因素导致胃失受纳,功能呆滞。

(一)病因

1.感受时邪

外感寒、热、暑、湿诸邪,内客于胃,皆可导致胃脘气机升降失常,运化失职。如因感受风寒之邪,风寒之邪客胃,使之受纳功能受损;或因感受暑热时邪,热邪干胃,胃气受损,亦可使胃之消化吸收功能障碍;若感受湿邪,湿性黏腻,最易

85

伤害人体脾胃之消化吸收功能,同时脾主湿而恶湿,湿多则能郁遏脾阳,使脾运受损,胃气不开则不思饮食。

2.饮食所伤

若饮食有节,起居有常,不妄作劳,则能形与神俱。若生活起居有逆生理,或过食甘肥厚腻,以酒为浆,以妄为常,醇酒甘肥过度,伐伤脾胃,使胃气受伤,则胃气不能腐熟水谷精微,则不思饮食。

3.情志失调

抑郁恼怒,情志不遂,肝失疏泄,横逆犯胃,脾胃升降失常,或忧思伤脾,脾失健运,运化无力,胃腑失和,气机不畅,均发为本病。

4.脾胃虚弱

脾胃为后天之本,中运之轴。陈修园说:"中央健,四旁如。"讲的就是脾胃功能健旺。胃气受损,则恶闻食臭,导致食欲缺乏。胃中元气盛,则能食而不伤,过时而不饥,脾胃俱旺,则能食而肥,脾胃俱衰,则不能食而瘦。

(二)病机

1.纳呆的发病机制总为脾胃气机升降失常

其病理表现可有虚实之分,实证者因外邪、食滞、肝气等邪气犯胃,以致胃气痞塞升降失常;虚证为脾胃气阴亏虚,运化失常,脾不升清,胃失和降。一般初病多实,实证日久,脾胃受损,可致脾胃虚弱,由实转虚,若再次为饮食、外邪等所伤,可出现虚实夹杂之证。

2.病变脏腑主要在脾胃,与肝、肾等密切相关

外感寒、热、暑、湿诸邪,内客于胃,皆可致胃脘气机升降失常,运化失职,胃纳失和而致纳呆。若过食甘肥厚腻,伐伤脾胃,使胃气受伤,则胃气不能腐熟水谷精微,则不思饮食。肝气郁结,横逆犯胃,胃气失和;或肝气不足,木不疏土而致纳呆。肾为胃之关,脾胃运化腐熟,全赖肾阳之温煦,若肾阳不足,可致脾肾阳虚,中焦虚寒,胃失温养;或肾阴亏虚不能上济于胃,胃失濡养而纳呆。

3.病理性质有虚实之异,病情演变有轻重之别

由于病因、病程、体质的差异,证候有偏于脾胃运化功能的失调和偏于脾胃气阴的虚弱。纳呆一般属于脾胃病证,证候表现多与脾胃失调有关,全身症状不重,脾胃失调者病程迁延可演变为虚证。纳呆属实证者,如湿热、寒湿、食滞者,治疗较易,去除病因后,预后良好。而脾胃气阴亏虚、脾肾阳虚者,病情易反复,病程较长,较为难治。

三、诊断与病证鉴别

(一)诊断依据

(1)以食欲缺乏、不思饮食、脘腹胀满不适等为主症,可伴有嗳腐吞酸、呃逆、乏力、胸膈痞闷、情绪不畅、大便不调等症状。

(2)如明确与肿瘤相关、肝硬化失代偿期、尿毒症等疾病相关者,不属于此病范畴。

(3)注意其起病经过,与饮食、情志、受凉等关系,其他伴发症状,以资鉴别其不同病理性质。

(二)辅助检查

消化道钡餐、电子胃镜、肠镜等内镜检查可诊断胃肠道器质性疾病、胃炎、胃扩张、胃下垂、胃肠道肿瘤等;胃肠道压力测定有助于胃肠功能紊乱性疾病的诊断。肝肾功能、B超、CT等检查有助于确定病变部位及性质,亦可排除肝硬化、尿毒症、脑血管病以及胸腹腔肿瘤等。

(三)病证鉴别

1.纳呆与疰夏

两者皆有食欲缺乏,同时疰夏可见全身倦怠,大便不调,或有身热,其特点为发病有严格的季节性,"春夏剧,秋冬瘥",秋凉后自行转愈。纳呆虽可起病于夏,但秋后不会恢复正常,而是持久胃纳不开,且一般无便溏、身热等见症。

2.纳呆与反胃

两者都可以不思饮食为主症,都与胃肠气机升降失常密切相关。反胃是指饮食入胃,宿谷不化,经过良久,由胃反出之病。多因饮食不当,饥饱无常,或嗜食生冷,或忧愁思虑,损伤脾胃,中焦阳气不正,寒从内生,而致脾胃虚寒,不能腐熟水谷,饮食入胃,停留不化,逆而向上,终至尽吐而出,治当温中健脾,降逆和胃。

四、辨证论治

(一)辨证思路

1.辨虚实

凡起病急骤,病程较短,伴有脘腹胀痛,嗳气酸腐,大便不调,舌苔厚腻者,多属实证;凡病程较长,不思饮食,少气懒言,乏力、倦怠者,多属虚证。实有湿热、寒湿、食滞、气滞等因,虚有气虚、阴虚、阳虚之异。

87

2.辨脏腑

纳呆病变脏腑主要在脾胃,与肝、肾等密切相关,辨证时要注意辨别病变脏腑的不同。如嗳气、恶心、苔腻,多食后脘腹作胀呕吐,多属脾失健运;食而不化,大便偏稀,伴面色㿠白形瘦,多汗易感者,多属脾胃气虚;食少饮多,大便干结,伴面色萎黄者多胃阴不足;与情志因素有关,痛及两胁,心烦易怒、嗳气频频,多肝气犯胃;伴肢冷、畏寒,小便清长,腰膝酸软者,多为久病及肾,脾肾两虚。

(二)治疗原则

纳呆的治疗原则为调整气机升降,兼顾活血和络,消补并用,润燥相宜,动静结合。具体治疗大法宜根据其病因及不同的证候特点,灵活运用。以湿热内蕴为主者,宜以清化湿热为主;寒湿盛者,宜温中散寒,理气化湿;食滞所致者,应着重消积导滞;肝气克犯脾胃者,宜疏肝理气和胃;脾胃虚弱者,宜健脾益气;胃阴不足者,养阴益胃为主;脾肾阳虚者,当温补脾肾。

(三)分证论治

1.湿热蕴结证

症状:纳呆,脘腹胀闷,呕恶便溏,胃脘灼痛,吞酸嘈杂,口干而苦,渴喜凉饮,而不欲饮,舌红苔黄,脉滑数。

病机分析:湿热蕴中,脾胃气机升降失调,纳呆,脘腹胀满、呕恶便溏;湿热熏蒸,热郁于内,吞酸嘈杂,口干而苦;热中兼湿,渴喜凉饮,而不欲饮;舌红苔黄,脉滑数,均为湿热中阻之征。

治法:清化湿热。

代表方药:清中汤加味。药选制厚朴、川连(姜汁炒)、石菖蒲、制半夏、香豉(炒)、焦山栀、芦根。黄连清热燥湿,厚朴理气化湿,均为君药,焦栀、香豉清郁热,除烦闷,芦根清热生津,均为臣药,石菖蒲芳香化浊,制半夏化湿和中,均为佐使药。诸药相伍,共奏清热化湿,理气和中之效。

加减:湿偏盛者可加藿香、苍术等以增化湿理气之功;热偏盛者可加黄芩、蒲公英等清泄胃热。

2.寒湿困脾证

症状:纳呆,脘腹胀闷,呕恶便溏,食少,舌淡黏腻,头身困沉,懒动懒言,脘腹隐痛,体虚浮肿,面色皮肤晦黄。白带过多。舌胖苔白滑腻,脉濡缓或细滑。

病机分析:寒湿内盛,中阳受困,湿邪或寒湿之邪阻碍脾的正常气机,致使运化失司,水湿内停,可见;又脾气虚,运化失司,湿自内生,致水湿停留。可见湿盛与脾虚互为因果,以致出现以上诸症。

治法:健脾化湿。

代表方药:藿香正气散加减。药选藿香、白术、半夏、厚朴、大腹皮、白芷、紫苏、茯苓、陈皮、桔梗、甘草等。方中藿香芳香化温,和中止呕,并能发散风寒,紫苏、白芷辛香发散,助藿香外散风寒,兼可芳香化浊;厚朴、陈皮、半夏曲行气燥湿,和中消滞;白术、茯苓健脾去湿;大腹皮行气利温;桔梗宣肺利膈;生姜、大枣、甘草调和脾胃,且和药性。诸药合用,共成健脾化湿,理气和中之功。

加减:气逆不降,嗳气不止者,加旋覆花、代赭石、沉香等降气;兼脾胃虚弱者,加党参、砂仁加强健脾;痰湿郁久化热而口苦、舌苔黄者,改用清中汤等加减清化湿热。

3.食滞胃脘证

症状:脘腹胀满疼痛,拒按厌食、纳呆呃逆,恶心呕吐,嗳气吞酸,大便不畅,便下恶臭,舌苔厚腻,脉弦滑。

病机分析:暴食多饮,饮停食滞,损伤脾胃,脾胃纳化失常,中焦气机受阻所致。食浊内阻则脘腹胀满,导致胃脘疼痛,纳呆,大便不畅或稀溏,便下恶臭,舌苔厚腻,脉滑。胃气不得下降则上逆故恶心、呕吐、呃逆、嗳气吞酸。

治法:消食导滞。

代表方药:保和丸加减。药用山楂、神曲、半夏、陈皮、茯苓、连翘、莱菔子。方中山楂、神曲、莱菔子合用,消肉、酒、麦、面诸积;半夏、陈皮既有辛散开结之效,又有降浊化气之功;茯苓健脾行湿;连翘辛凉开结,解郁热。诸药共成化滞开胃之剂,积去则胃纳自开。

加减:米面食滞者,可加谷芽、麦芽以消食化滞;肉食积滞者,重用山楂,可加鸡内金以消食化积;伴脘腹胀甚者,加枳实、木香、青皮、槟榔等行气消滞;胃脘胀痛而便秘者,可合用小承气汤或改用枳实导滞丸以通腑行气;胃痛急剧拒按、伴苔黄腻而便秘者,为食积化热成燥,可合用大承气汤以泄热通腑。

4.肝气犯胃证

症状:纳呆腹胀,胃脘胀痛,以胀为主,或攻窜两胁,或胃脘痞满,恼怒生气则发作或加重,嗳气得舒,胸闷叹息,排便不畅,舌苔薄白或薄黄,脉弦。

病机分析:肝主失疏泄,气机不调,肝木之气克犯脾土。导致胃脘气机升降失常,气滞不行则出现纳呆,腹胀,甚至胃痛,攻窜两胁,恼怒生气则发作或加重,嗳气得舒,常有胸闷叹息。

治法:疏肝和胃。

代表方药:柴胡疏肝散加减。药用柴胡、芍药、川芎、香附、陈皮、枳壳、甘草。方中柴胡主散能升,长于舒展气机,疏解郁结,此外柴胡在方中还具有引诸药入肝之长;枳壳行气导滞,与柴胡相配,一升一降,疏肝胃,导壅滞;柴胡配柔肝缓急之芍药,调肝护阴,刚柔相济,相辅相成,既除芍药之腻,又缓解柴胡之燥,体用兼顾,互为制约;芍药合甘草,缓急舒挛,止痛和中;香附、陈皮行气疏肝理脾;川芎为血中气药,善于行散开郁止痛,上述诸药共成疏肝和胃之剂。

加减:若见肝郁化火,气火上逆,则兼有头痛头胀,目赤口苦,急躁易怒,胁肋灼痛等症,可加丹皮、川连、左金丸;胀痛甚加延胡索、沉香、郁金;嗳气频作加旋覆代赭汤;腹中胀满加厚朴、槟榔;胸中痞闷加佛手、香元、砂仁、瓜蒌等。

5.脾胃气虚证

症状:食少纳呆,腹胀便溏。面色萎黄,肌肉消瘦,肢倦乏力,四肢浮肿,小便清长等,或见脱肛,阴挺,内脏下垂,二便滑泄不禁等。舌淡嫩或有齿痕,苔白,脉缓无力。

病机分析:脾失健运,生化无源,精微失布。脾主运化,脾气虚则胃气亦弱,腐熟不及,运化失健,不能升清降浊。脾虚不运,水湿停聚。中气下陷,升举不能,脏腑维系无力。

治法:健脾益气。

代表方药:补中益气汤加减。药用炙黄芪、党参、白术、陈皮、升麻、当归、柴胡、炙甘草。方中黄芪补中益气为君;人参、白术、甘草甘温益气,补益脾胃为臣;陈皮调理气机,当归补血和营为佐;升麻、柴胡协同参、芪升举清阳为使。综合全方,补气健脾,使后天生化有源,脾胃气虚诸证自可痊愈。

加减:临床若见胃脘胀重加木香、佛手;大便稀加藿香、山药、肉豆蔻;食欲差加砂仁、鸡内金、焦三仙;脘腹冷痛用延胡索配吴茱萸;泛酸加海螵蛸或煅瓦楞、苏叶;汗出不止加牡蛎,失眠多梦加酸枣仁、肢体酸痛加桂枝。

6.胃阴不足证

症状:饥不欲食,胃脘隐痛或灼痛,嘈杂嗳气,唇舌干燥,或干呕呃逆,脘痞不畅,便干溲短,舌光红少津,或剥苔、少苔,舌面有小裂纹,脉小弦或细数。

病机分析:胃阴不足,阴虚生热扰于胃中,胃失津润,故脘痞不畅,饥不欲食,胃失和降则干呕呃逆;津伤胃燥而及于肠故便干溲短。

治法:养阴益胃。

代表方药:益胃汤加减,药用沙参、麦冬、生地、玉竹、石斛、甘草等。生地、麦冬味甘性寒,养阴清热,生津润燥,为甘凉益胃之上品。北沙参、玉竹养阴生津,以加强生地、麦冬益胃养阴之力,诸药共奏养阴益胃之功。

加减:临床若见胃中嘈杂、反酸,可加左金丸;阴虚呕恶可加竹茹、芦根、半夏;胃酸减少可加乌梅、焦三仙;大便艰涩加瓜蒌、槟榔、大黄。

7.脾肾阳虚证

症状:食少脘痞,时呕清水或夹不消化食物,口淡不渴,倦怠乏力,手足不温,腰膝酸软,小便清长,大便溏薄,舌淡胖,脉沉弱。

病机分析:火不暖土,脾运迟缓,水饮停留,胃虚通降无权,故食少脘痞,泛呕清水、宿食;脾阳不达四肢,则手足不温;肾阳失于温煦,故腰膝酸软,小便清长,大便溏薄,舌淡胖,脉沉弱,为中虚有寒、脾阳虚弱之象。

治法:温阳健脾。

代表方药:附子理中汤加减。药用党参、白术、附子、干姜、肉桂、甘草等。方中附子、干姜辛热,温中散寒共为主药;党参甘温入脾,补气健脾为辅药,白术健脾燥湿为佐药;甘草缓急止痛,调和诸药为使药。全方合用,共奏温阳健脾之功。

加减:泛吐清水,加干姜、半夏、茯苓、陈皮;无泛吐清水或手足不温者,可改用香砂六君子汤。

(四)其他疗法

1.单方验方

(1)蒲公英 15～30 g,水煎服,用于湿热中阻。

(2)藿香 10～15 g,白术 10～15 g,水煎服,用于寒湿内蕴。

(3)莱菔子 15 g 水煎,送服木香面 4.5 g,用于食积胃脘。

(4)香附 6 g,水煎服,用于肝胃气滞者。

(5)党参 10～15 g,白术 10～15 g,水煎服,用于脾胃气虚。

(6)百合 30 g,玉竹 10 g,水煎服,用于胃阴亏虚。

(7)肉桂 3 g,巴戟天 10 g,白术 10 g,用于脾肾阳虚。

2.常用中成药

(1)保和丸。

功用主治:消食,导滞,和胃。用于食积停滞,脘腹胀满,嗳腐吞酸,不欲饮食。

用法用量:每次 1～2 丸,每天 2 次。

(2)胃苏冲剂。

功用主治:理气消胀,和胃止痛。用于胃脘胀痛。

用法用量:每次 15 g,每天 3 次。

(3)香砂养胃丸。

功用主治:温中和胃。用于不思饮食,胃脘满闷或泛吐酸水。

用法用量:每次 3 g,每天 3 次。

用法用量:每次 1～2 包,每天 3 次。

(4)温胃舒。

功用主治:温中健脾。用于脾胃虚寒,脘腹冷痛,呕吐泄泻,手足不温之胃痛。

用法用量:每次 1～2 包,每天 3 次。

(5)养胃舒。

功用主治:滋阴养胃,行气消导。用于口干、口苦、食欲缺乏、消瘦等阴虚胃痛证。

用法用量:每次 1～2 袋,每天 2 次。

(6)三九胃泰。

功用主治:清热化湿,理气和胃。用于湿热交阻,脾胃不和之胃痛。

用法用量:每次 1～2 包,每天 3 次。

3.针灸疗法

(1)体针:以取足阳明、手厥阴、足太阴经、任脉穴为主。

处方:脾俞、胃俞、内关、中脘、足三里。

操作:毫针刺,实证用泻法,虚证用补法,胃寒及脾胃虚寒宜加灸。

(2)耳针:取胃、肝、脾、神门、交感。毫针刺中等强度刺激,或用王不留行贴压或埋针。

(3)穴位注射:取脾俞、胃俞、中脘、足三里,每次选 2 穴,用黄芪、丹参或当归注射液,每穴注射药液1 mL,每天 1 次。

4.外治疗法

(1)外敷法:①取藿香、佩兰、陈皮、山药、扁豆、白芷、白术各等份,研为细末,用纱布包扎,外敷神阙穴,7 天为 1 个疗程,每 2～3 天换药 1 次。②取高良姜、青皮、陈皮、苍术、薄荷、蜀椒各等量,研为细末,做成香袋,佩戴于胸前。

(2)推拿疗法:以健脾理气为治疗大法,用一指禅推、按、揉、摩、拿、搓、擦等法。

取穴及部位:脾俞、胃俞、中脘、合谷、天枢、手三里、内关、足三里、气海、胃脘部、背部、肩及胁部。

操作:①患者仰卧位,医者站于一侧。用轻快的一指禅推法在中脘、天枢、气海施术,每穴2分钟,四指摩胃脘部1～2分钟,按揉足三里2分钟。②患者俯卧位,用一指禅推法自肝俞至三焦俞,往返施术5～10遍,再用较重的按揉法在肝俞至三焦俞施术,时间约为5分钟。最后施以擦法,以透热为度。③患者坐位,较重力按揉手三里、内关、合谷,搓肩臂和两胁,往返10～20遍。

五、临证参考

(1)临证时需积极寻找纳呆病因,因该症状可见于西医学之多种疾病,如肿瘤等恶性消耗性疾病多有纳呆之证,需排除器质性病变,在辨证施治的同时,应结合辨病治疗。

(2)现代医学在单方验方药物的选择上有所研究,如和胃常用白芍、荷叶、陈皮等,益胃常选石斛、玉竹、沙参等,养胃常用麦冬、佛手、藿香等,清胃常用青皮、丹皮、黄连等,温胃常用桂枝、吴茱萸、细辛等,健胃常用白术、茯苓、山药、苍术等,开胃常用砂仁、厚朴、草豆蔻等。

(3)对于临床反复发作,药物疗效欠佳患者,可配合使用针灸治疗,采用针刺中脘、气海、双天枢、双足三里。中脘为六腑之会,胃之募穴。足三里为足阳明胃经之合穴。两穴相配伍调中益气、升清降浊、调理肠胃与气血的功用。

六、预防调护

(1)起居有常,生活有节,注意寒温适宜,避免外邪侵袭。

(2)一日三餐定时定量,细嚼慢咽,可少吃多餐,平常尽量不吃零食,避免进食过烫、过冷的食物和辛辣刺激性食品,避免进食不易消化的食物,如坚硬、粗糙、油腻及粗纤维的食品,戒烟酒等。

(3)保持精神舒畅,避免过喜、暴怒等不良情志刺激,对于肝气犯胃者,尤当注意。

第三节　腹　　痛

腹痛是指胃脘以下、耻骨毛际以上部位疼痛为主症的病证。感受六淫之邪、虫积、食滞所伤,气滞血瘀,或气血亏虚,经脉失荣等,均可导致腹痛。

一、历史沿革

腹痛首见于《黄帝内经》。其对腹痛的论述,多从寒热邪气客于肠胃立论。

《素问·举痛论篇》谓："寒气客于肠胃之间，膜原之下，血不得散，小络急引故痛""热气留于小肠，肠中痛，瘅热焦渴，则坚干不得出，故痛而闭不通矣。"《素问·气交变大论篇》还分别对雨湿、风气、燥气所致腹痛的症状作了描述。《灵枢·邪气脏腑病形》及"师传""胀论""经脉"等篇对感寒泄泻，肠鸣飧泄，胃热肠寒，热病挟脐急痛等腹痛亦有所论述。

汉代张仲景《金匮要略》在有关篇章中对腹痛，辨证确切，并创立了许多有效治法方剂。如《金匮要略·腹满寒疝宿食病脉证治》谓："病者腹满，按之不痛为虚，痛者为实，可下之。舌黄未下者，下之黄自去。"指出按之而痛者，为有形之邪，结而不行，其满为痛，并以舌黄作为实热积滞之征象，治当攻下。对"腹中寒气，雷鸣切痛，胸胁逆满，呕吐"的脾胃虚寒，水湿内停的腹满痛证及寒邪攻冲之证分别提出附子粳米汤及大建中汤治疗，而"心下满痛"及"痛而闭"则有大柴胡汤、厚朴三物汤，提示了热结、气滞腹痛的治法。此外"疮痈肠痈浸淫病脉证治"篇还对"肠痈"加以论治。以上，在理论与实践方面，均有很大的指导价值。

隋代巢元方《诸病源候论》将腹痛专立单独病候，分为急腹痛与久腹痛。该书"腹痛病诸候"篇谓："凡腹急痛，此里之有病""由府藏虚，寒冷之气客于肠胃膜原之间，结聚不散，正气与邪气交争，相击故痛""久腹痛者，藏府虚而有寒，客于腹内，连滞不歇，发作有时，发则肠鸣而腹绞痛，谓之寒中。是冷搏于阴经，令阳气不足，阴气有余也。寒中久痛不瘥，冷入于大肠，则变下利。"对病因、证候描述较之前人为详。

唐代孙思邈《备急千金要方》立"心腹痛门"，该书提出注心痛、虫心痛、风心痛、悸心痛、食心痛、饮心痛、冷心痛、热心痛、去来心痛等9种心痛名称，其中包括某些上腹部疼痛。孙氏列有治心腹痛及腹痛方十多首，如有治虚冷腹痛的当归汤方、腹冷绞痛的羊肉当归汤方、腹痛脐下绞结的温脾汤方等。包括了温中、化瘀、理气止痛等治法。此外还包括若干熨法和刺灸法，反映了治疗手段日趋丰富。王焘《外台秘要》对许多心腹痛方进行了收集，如该书载有《广济》疗心腹中气时之痛等症的桔梗散方，《肘后》疗心腹俱胀痛等症的栀豉汤方，《深师》疗久寒冷心腹绞痛等症的前胡汤方，《小品》疗心腹绞痛等症的当归汤方，《古今录验》疗心腹积聚寒中绞痛等症的通命丸方等，对急性腹痛提供了更多方剂。

宋代杨士瀛《仁斋直指方》对腹痛分寒热、死血、食积、痰饮、虫等，并对不同腹痛提出鉴别，如谓："气血、痰水、食积、风冷诸症之痛，每每停聚而不散，惟虫病则乍作乍止，来去无定，又有呕吐清沫之可验。"对临床辨证颇有裨益。

金元时期，李杲将腹痛按三阴经及杂病进行辨证论治，尤其强调腹痛不同部位分经辨治,对后世颇有启发。如谓中脘痛太阴也,理中汤、加味小建中汤、草豆蔻丸之类主之;脐腹痛,少阴也,四逆汤、姜附汤或五积散加吴茱萸主之;少腹痛,厥阴也,当归四逆汤加吴茱萸主之;杂证腹痛以四物苦楝汤或芍药甘草汤等为主方,并依据不同脉象进行加减。尤其李氏在《医学发明·泄可去闭葶苈大黄之属》,明确提出了"痛则不通"的病机学说,并在治疗上确立了"痛随利减,当通其经络,则疼痛去矣"之说,给后世很大的影响。

《丹溪心法》对腹痛以寒、积热、死血、食积、痰湿划分,尤对气、血、痰、湿作痛提出相应的用药,强调对老人、肥人应该根据不同体质施治,并提出初痛宜攻,久痛宜升消的治则,立"痛忌补气"之说。此外,朱氏对感受外邪作痛及伤食痛,颠仆损伤腹痛亦分列了处方。

明代《古今医鉴》在治法上提出"是寒则温之,是热则清之,是痰则化之,是血则散之,是气则顺之,是虫则杀之,临证不可惑也"。《医学正传》亦提出"浊气在上者涌之,清气在下者提之,寒者温之,热者清之,虚者培之,实者泻之,结者散之,留者行之,此治法之大要也"等原则。

明代李梴《医学入门》对腹痛分证治疗及症状的描述则更加具体。如谓:"瘀血痛有常处,或忧思逆郁,跌扑伤瘀,或妇女经来产后,恶瘀不尽而凝,四物汤去地黄,加桃仁、大黄、红花。又血虚郁火燥结阻气,不运而痛者,四物汤倍芍药加炒干姜,凡痛多属血涩,通用芍药甘草汤为主。"

《医方考》则对治疗腹痛的丁香止痛散、三因七气汤、桂枝加大黄汤等有效方剂的组成、功用、配伍、适应症状等加以解说,以便于临床运用。张景岳对腹痛虚实辨证,尤为精详,认为暴痛多由食滞、寒滞、气滞;渐痛多由虫、火、痰、血。明确提出"多滞多逆者,方是实证,如无滞运则不得以实论也"。并从喜按与否、痛徐而缓、痛剧而坚以及脉象和痛的部位等方面辨证。可以看出这一时期对腹痛的病因、病机及治疗,无论理论实践,均有了进一步的深化和提高。

清代医家对腹痛证治疗更有发展。如《张氏医通》对腹痛证候方要详备。其谓感暑而痛,或泻利并作,用十味香薷饮;腹中常热作痛,此为积热,用调胃承气汤;七情内结、心腹绞痛选用七气汤;酒积作痛曲药丸等皆逐一叙述,并载有大寒腹痛,瘀血留结腹痛等验案,其理法方药均可体现。

叶天士《临证指南医案》记载了发疹腹痛。该书对腹痛辨证强调:须知其无形为患者,如寒凝、火郁、气阻、营虚及夏秋暑湿痧秽之类;所谓有形为患者,如蓄血、食滞、癥瘕、蛔蛲内疝及平素嗜好成积之类。对其治疗方法则是强调以"通"为主,如用吴茱萸汤、四逆汤为通阳泄浊法;左金丸及金铃子散为清火泄郁法;四七汤及五磨饮为开通气分法;穿山甲、桃仁、归须、韭根及下瘀血汤为宣通营络法,芍药甘草汤加减及甘麦大枣汤为缓而和法;肉苁蓉、柏子仁、肉桂、当归之剂及复脉加减为柔而通法。提出食滞消之、蛔扰安之,癥瘕理之,内疝平之,痧秽芳香解之,均理法方药具备,形成了较为完整的理论。而《医林改错》《血证论》对瘀血腹痛的治则方剂更有新的创见。如王清任少腹逐瘀汤即为治疗瘀血腹痛的名方。

二、范围

腹痛也是一个症状,西医学多种疾病,如急性胰腺炎、胃肠痉挛、嵌顿疝早期、肠易激综合征腹痛、消化不良腹痛,以及腹型过敏性紫癜、腹型癫痫等引起的腹痛均可参考本节辨证论治。

三、病因、病机

腹痛病因很多,外感风、寒、暑、湿,或内伤饮食,或手术外伤等均可导致腹痛,总体可归纳为气机阻滞,或脏腑失养两端。

(一)感受寒邪,阻逆为痛

外受寒邪风冷,侵袭于中,或寒冷积滞阻结胃肠,或恣食生冷太过;中阳受戕,均可导致气机升降失常,阴寒内盛作痛。《素问·举痛论篇》指出:"寒气客于脉外则脉寒,脉寒则缩蜷,缩蜷则脉细急,细急则外引小络,故卒然而痛。"又说:"寒气客于肠胃,厥逆上出,故痛而呕也;寒气客于小肠,小肠不得成聚,故后泄腹痛矣。"均说明感受外寒与腹痛有密切的关系。

(二)素体阳虚,寒从内生

多有脾阳不运,脏腑虚而有寒;或因中阳虚馁,寒湿停滞;或因气血不足,脏腑失其温养而致腹痛。亦有房室之后为寒邪所中而导致阴寒腹痛者。

(三)饮食不节,邪滞内结

恣饮暴食,肥甘厚味停滞不化,误食腐馊不洁之物,脾胃损伤,为导致腹痛之因;里热内结,积滞胃肠,壅遏不通;或恣食辛辣,湿热食滞交阻,使气机失其疏利,传道之令不行而痛。此外暑热内侵,湿热浸淫使肠胃功能逆乱,亦可导致腹痛。

(四)情志失调,气滞不痛

情志怫郁,恼怒伤肝,肝失疏泄,气失条达,肝郁气滞,横逆攻脾,肝脾不和,气机失畅,可引起气滞腹痛。正如《类证治裁·腹痛》云:"七情气郁,攻冲作痛。"

《证治汇补·腹痛》谓:"暴触怒气,则两胁先痛而后入腹。"可见,情志失调、气机郁滞是产生腹痛的重要因素之一。

(五)跌仆创伤,瘀阻为痛

跌仆创伤或腹部手术以致脏腑经络受损,气血瘀滞不通。如《丹溪心法·腹痛》说:"如颠仆损伤而腹痛者,乃是瘀血。"血络受损,络脉不通,则腹部疼痛如针刺,痛处固定不移,痛而拒按。

总之,腹痛最主要的病机特点是"不通则痛",或因邪滞而不通,或由正虚运行迟缓而不通。病机性质有虚有实。外邪侵袭、饮食不节、情志失调、跌仆创伤等因素导致腹内脏腑气机郁滞、血行受阻,或腹部经脉为病邪所滞,络脉痹阻,不通而痛,此属实痛。而素体阳虚,气血不足,脏腑失养所产生的腹痛,此属虚痛。与腹痛的相关病理因素有寒凝、湿热、瘀血、积食等。

腹痛之虚、实、寒、热、气、血之间常相互转化兼夹为病。如寒痛日久,郁而化热,可致郁热内结;气滞作痛,迁延不愈,由气入血,可致血瘀腹痛;实证腹痛,经久不愈,耗伤气血,可由实转虚,或虚实夹杂;虚痛感邪或夹食滞则成虚实夹杂、本虚标实之证。

四、诊断与鉴别诊断

(一)诊断

1.发病特点
本病发作多以外感、劳作、饮食不节或情志郁怒等为诱因。

2.临床表现
腹痛以脘以下、耻骨毛际以上部位疼痛为主要表现。急性发作时常伴有呕吐、腹泻、便秘、发热等症状。腹痛由癫病引起者,发作过程或中止后可出现意识障碍、嗜睡、腹部或肢体肌肉跳动或抽动、流涎、偏头痛和吞咽咀嚼动作表现。

(二)鉴别诊断

1.胃脘痛
胃居上脘,其疼痛部位在胃脘近心窝处。而腹痛在胃脘以下,耻骨毛际以上的部位。胃脘痛多伴嗳气、吐酸、嘈杂或得食痛减,或食后痛增等特征。而腹痛常少有这些症状,但胃痛与腹痛因部位相近,关系密切,故临证时需谨慎鉴别。

2.胁痛
胁痛的疼痛部位在一侧或双侧季肋下,很少有痛及脐腹和小腹者,故不难与腹痛鉴别。

3.淋证

淋证之腹痛,多属于小腹,并伴有排尿窘迫、茎中涩痛等症。

4.痢疾、霍乱、癥积

痢疾之腹痛与里急后重、下痢赤白黏冻同见;霍乱之腹痛往往卒然发病,上吐下泻互见;癥积之腹痛与腹内包块并见,但有时也可以腹痛为首发症状,须注意观察鉴别。

5.外科、妇科腹痛

内科腹痛常先发热,后腹痛,一般疼痛不剧,痛无定处,难以定位,压痛不明显,腹部柔软。而外科腹痛,一般先腹痛,后发热,疼痛较剧,痛有定处,部位局限,压痛明显,常伴有肌紧张或反跳痛。妇科腹痛多在小腹,常与经、带、胎、产有关。

五、辨证

(一)辨证要点

1.注意分辨腹痛的性质

(1)寒痛:寒主收引,寒气所客,则痛多拘急,腹鸣切痛,寒实可兼气逆呕吐,坚满急痛;虚寒则痛势绵绵。

(2)热痛:多痛在脐腹,痛处亦热,或伴有便秘、喜饮冷等症。

(3)瘀血痛:多痛而不移其处,刺痛,拒按,经常在夜间加剧,一般伴有面色晦暗、口唇色紫。

(4)气滞痛:疼痛时轻时重,部位不固定,攻冲作痛,伴有胸胁不舒、嗳气、腹胀,排气之后暂得减轻。

(5)伤食痛:多因饮食过多,或食积不化,肠胃作痛,嗳腐,痛甚欲便,得便则减。

(6)虚痛:一般久痛属虚,虚痛多痛势绵绵不休,可按或喜按。

(7)实痛:暴痛多属实。实痛多有腹胀、呕逆、拒按等表现。

2.注意分辨腹痛的部位

(1)少腹痛:腹痛偏在少腹,或左或右,或两侧均痛,多属于肝经症状。少腹痛偏于右侧,按之更剧,常欲蜷足而卧,发热,恶心,大便欲解不利,为"肠痈"。少腹近脐左右痛,按之有长形结块(按之大者如臂、如黄瓜,小者如指),劲如弓弦,往往牵及胁下,名为"疝癖"。

(2)脐腹痛:肠内绞痛,欲吐不吐,欲泻不泻,烦躁闷乱,严重者面色青惨,四肢逆冷,头汗出,脉沉浮,名为"干霍乱"。时痛时止,痛时剧烈难忍,或吐青黄绿水,或吐出蛔虫,痛止又饮食如常,为"虫积痛",多见于小儿。腹中拘挛,绕脐疼痛,冷汗出,怯寒肢冷,脉沉紧者,名为"寒疝"。

(3)小腹痛:小腹痛偏在脐下,痛时拘急结聚硬满,小便自利,甚至发狂,为下焦蓄血。

(二)证候

1.实寒腹痛

(1)症状:腹痛较剧烈,大便不通,胁下偏痛,手足厥逆。苔白,脉弦紧。

(2)病机分析:寒实内结,升降之机痞塞,阳气不通,故腹胀或胁下痛;手足厥逆,为阳气不能布达之象;大肠为传导之官,寒邪积滞阻结于内,传化失司,故大便秘结;舌白为寒;脉弦主痛,紧主寒。

2.虚寒腹痛

(1)症状:腹中时痛或绵绵不休,喜得温按,按之则痛减,伴见面色无华,神疲,畏寒,气短等症。舌淡苔白,脉细无力。

(2)病机分析:中阳虚寒,络脉不和,故腹中时痛或绵绵不休,寒得温散则痛减,虚痛得按则松;中虚不运化源不足,则面色无华,伴见气短神疲;中阳不足,卫外之阳亦虚,故形寒畏冷。舌淡苔白,脉来无力,均为虚寒之征。

3.实热腹痛

(1)症状:腹部痞满胀痛,拒按,潮热,大便不通,并见于口干渴引饮,手足汗出,矢气频转,或下利清水,色纯青,腹部作痛,按之硬满,所下臭秽。苔焦黄起刺或焦黑干燥,脉沉实有力。

(2)病机分析:热结于内,腑气不痛,不通则痛,故腹痛拒按,大便不通,矢气频转;实热积滞壅结,灼伤津液,故口渴引饮,潮热,手足汗出;肠中实热积滞较甚,"热结旁流",故下利清水。苔黄,脉沉实有力,均可实热之象。

4.气滞腹痛

(1)症状:腹痛兼胀闷不舒,攻窜不定,痛引少腹,嗳气则舒,情绪急躁加剧。苔薄白,脉弦。

(2)病机分析:气机郁滞,升降失司,故腹痛且胀;病在气分,忽聚忽散,故攻窜不定,痛引少腹;嗳气后气机暂得疏通,故痛势稍减;若遇郁怒,肝气横逆,气聚为患,故痛势增重;脉弦为肝气不疏之象。

5.瘀血腹痛

(1)症状:少腹痛积块疼痛,或有积块不疼痛,或疼痛无积块,痛处不移。舌质青紫,脉涩。

(2)病机分析:瘀血阻滞,阻碍气机,不通则痛,故无论积块之有无,而腹痛可见;瘀血入络,痹阻不移,故痛有定处。舌紫,脉涩,皆为瘀血之象。

6.食积腹痛

(1)症状:脘腹胀满疼痛,拒按,嗳腐吞酸,厌食呕恶,痛甚欲便,得大便痛减,或大便不通。舌苔厚腻,脉滑有力。

(2)病机分析:饮食不节或暴饮暴食,以至食积不化,肠胃壅滞,故腹痛,胀满拒按;胃失和降,浊气上逆,故厌食呕恶,嗳腐吞酸;食滞中阻欲得外泄,故得便痛减;传化失司,腑气不行,故大便不通。苔腻脉滑,均为食积内停之象。

六、治疗

(一)治疗原则

治疗腹痛多以"通"字为法。但"通"者,绝非单指攻下通利。正如《医学真传》说:"夫通则不痛,理也。但通之之法,各有不同,调气以和血,调血以和气,通也;下逆者使之上行,中结者使之旁达,亦通也;虚者助之使之通,寒者温之使之通,无非通之之法也。若必以下泄为通则妄矣。"明代龚廷贤提出"寒者温之,热者清之,虚者补之,实者泻之"的治疗原则。由此可见,具体施治时,应视其证候的虚实寒热,在气在血,予以不同的治法。

1.注意补通关系

腹痛初起,邪实为主,元气未虚,当首推泻法,或祛邪,或导滞,或驱虫,通则不痛,所谓"痛随利减"。若妄投补气之法,必使邪留、食滞、虫积,气机不畅,腹痛益增。然久病体虚之人,可以温中补虚,缓急止痛之法,冀其中阳恢复,腹痛逐渐向愈。虚实夹杂者,审其虚实程度,或通利为主,或补虚为主,或攻补兼施,不可一味使用补气法。

2.寒热实证各有侧重

寒实腹痛,因阴寒凝滞所致,有大便秘结者,虽可加大黄等荡除积滞,通里攻下,以救其急,切勿过度,以免日久伤正。实热腹痛,在泄热通腑基础上,可选用理气和中之品,如木香、白蔻仁、陈皮、姜半夏之属,有助通滞。

3.暴痛重气、久痛在血

腹痛暴作,胀痛拒按,部位不定,乃气机阻滞所致。宜通利气机,通阳泄浊。

腹痛缠绵不愈,痛如针刺,部位固定,或腹痛日久,邪滞经络,由气入血,血行不畅,气滞血瘀,正如叶天士所谓"久痛入络"。宜采用辛润活血通络之法,亦可加入理气之品,气血同治,冀气行则血行。

(二)治法方药

1.寒实腹痛

(1)治法:温里散寒,通便止痛。

(2)方药:大黄附子汤加味。本方主在温散寒凝而开闭结,通下大便以除积滞,故用附子辛热以温里散寒治疗心腹痛。大黄荡除积结,细辛辛温宣通,散寒止痛,协助附子以增加散寒作用,共成温散寒凝,苦辛通降之剂。寒实积腹痛,在非温不能避其寒,非下不能去其实时,使用本方,最为恰当。

腹胀满,可加厚朴、木香以加强行气导滞作用;体虚而有积滞者,可用制大黄,以缓其峻下之力;如体虚较甚,可加党参、当归益气养血。恶寒腹痛,绵绵不已,手足厥冷者,亦可选五积散温通经脉。卒然心腹胀痛,痛如锥刺,口噤暴厥者,可用三物备急丸。

2.虚寒腹痛

(1)治法:温中补虚,缓急止痛。

(2)方药:小建中汤加减。本方以桂枝温阳,芍药益阳,饴糖补脾缓急,生姜辛温散寒,炙甘草、大枣甘温补中。其中芍药倍炙草为芍药甘草汤,有缓急止痛之效。

若失血虚羸不足,腹中疼痛不止,或少腹拘急,痛引腰背,不能饮食,属营血内虚,可于本方加当归,名当归建中汤;若兼气虚,自汗,短气困倦者,本方加黄芪,名为黄芪建中汤。

若阴寒内盛,脘腹剧痛,呕不能食,上冲皮起,按之似有头足,上下攻痛,不可触近,或腹中漉漉有声,用大建中汤温阳逐寒,降逆止痛。肠鸣腹痛,喜按喜温,大便溏泻或反秘结,小便清长,手足不温,脉沉细或迟缓,舌淡苔白滑,属太阴寒痛,用理中汤。若厥阴寒痛,肢厥,脉细欲绝,用当归四逆汤。若大肠虚寒,冷积便秘腹痛,用温脾汤,温补寓以通下导滞。男女同房之后,中寒而痛,属于阴寒,用葱姜捣烂炒热,熨其脐腹,以解其阴寒凝滞之气,并用理阴煎或理中汤服之。

3.实热腹痛

(1)治法:清热通腑。

(2)方药:大承气汤加减。方中大黄苦寒泄热通便,荡涤肠胃;辅以芒硝咸寒泻热,软坚润燥;积滞内阻,每致气滞不行,故以厚朴,行气散结,消痞除满,使积滞迅速得以外泄,其痛自已。

若属火郁腹痛,时作时止,按之有热感,用清中汤,或二陈汤、金铃子散加栀子、黄连、芍药、郁金;合并与紫癜者,可再加丹皮、失笑散等。伤暑腹痛宜香薷散加生姜、木瓜。

4.气滞腹痛

(1)治则:疏肝解郁,理气止痛。

(2)方药:四逆散加减。本方具疏肝行气解郁,调和肝脾之功。柴胡苦平,条达肝木而疏少阳之郁;芍药微苦寒,平肝止痛;枳实苦辛破积行滞;甘草性平,缓急而和诸药,共成疏肝理气,和中缓急之剂。本方加川芎、香附、枳实易枳壳,名柴胡疏肝散,兼有活血作用。

若腹痛拘急可加芍药甘草汤缓急止痛;若少腹绞痛,腹部胀满,肠鸣漉漉,排气则舒,或阴囊疝痛,苔白,脉弦,用天台乌药散加减,或选五磨饮子、立效散等。若寒气滞痛而腹满者,用排气饮加砂仁去泽泻。

5.瘀血腹痛

(1)治则:活血化瘀。

(2)方药:少腹逐瘀汤加减。方中当归、川芎、赤芍养血和营,小茴香、肉桂、干姜温通下焦而止痛;生蒲黄、五灵脂、没药、延胡索活血化瘀,和络定痛。亦可选用活血汤和营通络止通。

若瘀血积于腹部,连及胁间刺痛,用小柴胡汤加香附、姜黄、桃仁、大黄;若血蓄下焦,则季肋、少腹胀满刺痛,大便色黑,用手拈散加制大黄、桃仁,或用桃仁承气汤加苏木、红花。若合并癫痫者也可参照本型论治。

6.食积腹痛

(1)治则:消食导滞。

(2)方药:枳术汤加木香、砂仁送服保和丸。本方重用枳实行气消痞,辅以白术健脾,加木香、砂仁醒胃宽中,送服保和丸以助消食导滞之功。

若胸腹痞满,下痢,泄泻腹痛后重,或大便秘结,小便短赤,舌红,苔黄腻,脉沉实等,可用枳实导滞丸。

(三)其他治法

1.针刺

(1)腹痛取内关、支沟、照海、巨阙、足三里。

(2)脐腹痛取阴陵泉、太冲、足三里、支沟、中脘、关元、天枢、公孙、三阴交、阴谷。

(3)腹中切痛取公孙;积痛取气海、中脘、隐白。

2.灸法

脐中痛、大便溏,灸神阙。

七、转归及预后

腹痛一证,病情复杂,如治不及时常可产生多种变证。如因暴饮暴食,进食大量肥甘厚味,或酗酒过度,致使湿热壅滞,宿食停滞,腑气不通,若治不及时,湿热蕴而化毒,气滞血瘀,腹痛益增,痛处固定拒按,腹肌紧张如板,痛引后背;因湿毒中阻,胃气上逆而呕吐频作;因湿热熏蒸而见黄疸、发热,可转为重症胆瘅、胰瘅,病情危急,预后难料。若腹痛日久,气机阻滞,血行不畅,气滞血瘀,邪滞经络,经久不散,可逐步形成积聚,预后欠佳。若虚寒腹痛,日久耗伤气血,脾胃中阳衰微,又可转为虚劳。

腹痛的预后尚取决于患者的体质、病程、病变的性质等因素。若感受时邪、饮食不节、情志抑郁,正气强盛,邪实不甚,治疗及时,则腹痛迅速缓解,预后较佳。若反复恼怒,肝郁气滞日久,或跌仆损伤、腹部手术后,血络受损,气滞血瘀,则腹痛时作时止,迁延难愈。

八、预防调护

腹痛的发病,与感受寒邪、暴饮暴食、肝郁气滞关系最为密切。尤其是阳虚阴盛之体,在寒冷季节,更要加强腹部保暖,并避免生冷饮食,养成良好卫生习惯,不食不洁瓜果蔬菜,以防虫卵入侵。饮食须有节制,切忌暴饮暴食、过食辛辣厚味、酗酒过度。饭后不要剧烈运动。加强精神调摄,平时要保持心情舒畅,避免忧思过度、暴怒惊恐。

急性腹痛剧烈者,应卧床休息,视病情或禁食,或少量进半流质、流质饮食,一般以少油腻、高能量饮食为主;慢性腹痛者,应根据疾病性质,采用综合治疗,适当运动,避免过于劳作。对剧烈腹痛,或疼痛不止者,应卧床休息,并加强护理与临床观察。对伴见面色苍白、冷汗淋漓、肢冷、脉微者,尤应注意,谨防变端。

第四节 痢 疾

一、概述

痢疾为夏秋季之常见传染病之一,以腹痛、里急后重、下痢赤血为其主要特征,本病古时称为"肠游""滞下"等。多由饮食不洁、伤及肠胃、湿热蕴积、邪毒滞留所致。临床可分为湿热痢、疫毒痢、寒湿痢、噤口痢、虚寒痢及休息痢等,治疗以清热化湿、凉血解毒、温化寒湿、降逆开噤、温下固脱及补气温中等法为主。

二、辨证用药

(一)湿热痢

1.主要证候

腹痛、里急后重、下痢赤白相兼、便次频多、肛门灼热、小便赤涩,伴有发热口渴、烦躁不安,苔黄腻、脉滑数。

2.治则

清热除湿解毒。

3.方药

白头翁汤加味。白头翁12 g,黄芩9 g,黄连5 g,黄柏9 g,秦皮9 g,当归9 g,赤、白芍各9 g,木香9 g。

若有下血多加地榆炭、槐花炭;若食滞加枳术、山楂;若疫毒内盛而见壮热,腹痛剧烈可加金银花、赤芍、丹皮、生地;若面色苍白,四肢厥冷,汗出欲绝可加人参、附子、麦冬、五味子等品。

(二)寒湿痢

1.主要证候

痢下白多赤少,或纯白稍黏冻,胸腹痞痛,头身困重,纳呆无力,苔白腻质淡,脉濡缓。

2.治则

温中健脾,散寒化湿。

3.方药

胃苓汤加味。苍白术各9 g,厚朴6 g,桂枝9 g,茯苓9 g,陈皮6 g,木香9 g,槟榔9 g,炮姜9 g。

(三)休息痢

1.主要证候

下痢时发时止,缠绵难愈,食欲缺乏,神疲乏力,临厕里急后重,大便或硬或溏,时夹有黏液,或呈赤色,肛门重坠,苔腻质淡,脉濡软或虚大。

2.治则

若痢疾休止期以补气健脾,并以导滞为主,若在发作期,可参照以上分型论治。

3.方药

参苓白术散加减。党参 12 g,白术 12 g,茯苓 9 g,炙甘草 9 g,山药 9 g,莲子肉 9 g,炒扁豆 9 g,薏苡仁 12 g,砂仁 6 g,陈皮 6 g,桔梗 6 g。

(四)噤口痢

1.主要证候

饮食不进,恶心呕吐,下痢赤白或纯血、腹痛或胸腹胀满,神倦肌瘦,舌苔黄腻,脉濡数。

2.治则

和胃降浊,滋阴清热。

3.方药

开噤散加减。黄连 6 g,石菖蒲 12 g,丹参 12 g,茯苓 9 g,陈皮 6 g,冬瓜子 9 g,荷叶蒂 9 g,陈米 30 g,半夏 9 g,大黄 9 g。若汤水难下,可先用玉枢丹磨冲少量服之,再服上方;若食入即吐,加吴茱萸、竹茹;胸腹胀满加藿香、厚朴;如痢下呕吐,舌红而干,脉细数,加石斛、沙参、麦冬;若呕吐频繁,汤水不进,加人参、麦冬等。

三、单方验方

(1)北山楂 15 g,乌梅 17 g,白头翁 3.3 g。先加水浸泡,煎煮过滤,然后加糖 14 g,浓缩至 40 mL,成人每天 1 剂,连服 3 天,儿童 1～5 岁每天服 10 mL,6～10 岁服 20 mL,11～15 岁服 30 mL。预防细菌性痢疾。

(2)鲜紫花地丁 120 g,蒲公英 90 g。煮汤常服。预防痢疾。

(3)马齿苋 60 g,大蒜适量。共捣泥拌和,入米糊为丸,如龙眼大,春末夏初时,早晚各吞服 1 丸,连服 1 周。预防痢疾。如一方单用大蒜或加绿豆也有效,一方加黄芩更佳。

(4)旱莲草 120 g,糖 30 g(白痢用红糖,赤痢用白糖,赤白痢则红白糖各半)。水煎服,每天 3 次分服。治急性菌痢。

(5)鲜苦瓜花 12 朵。捣取汁和蜜适量。赤痢加红曲 3 g,白痢加入六一散 10 g,开水冲服。治急性痢疾。

(6)苦参 30 g。加水 200 mL,煎至 100 mL。每次服 50 mL,每天 2 次。以苦参作丸敷脐也有效。

(7)新鲜黄瓜藤 60 g(或干品 30 g)。加水 300 mL,煎至 200 mL,每天服 4 次,每次 50 mL,7 天为 1 个疗程,如无效,可再服 1 个疗程。如将藤煅烧存性,香油调做饼贴敷脐中也有效。

(8)石榴皮 60 g。加水 200 mL,用陶瓷锅煎成 100 mL,过滤去渣,即成 60% 石榴皮煎剂。成人每天服 3 次,每次 20 mL,饭后服,对慢性阿米巴痢疾,以连服 6 天为 1 个疗程,如无效,可继续服 1 个疗程。慢性痢疾以连服 2 周,停药 1 周,继续服 2 周为 1 个疗程。

(9)红茶叶 10 g,山楂干 15 g,木香 6 g,食醋 20 g(红痢用白糖,白痢用红糖,红白痢用红白糖各半)。煎汤 500 mL,顿服,早晚各一剂。治菌痢。

(10)巴豆(去油)2 粒,绿豆 6 粒,胡椒 6 粒,枣肉 4 枚。前 3 味用布包住,捣油加枣肉捣泥状,贴肚脐眼上。分 2 次贴完,12 小时更换,止痢快速。治红白痢疾。

四、药膳食疗

(1)黄瓜、蜂蜜:各适量。嫩黄瓜同蜜食 10 余枚;或用黄瓜藤叶不拘量,水煎服,或用黄瓜根 60 g,煎后加白糖饮服。

(2)马齿苋、萝卜、大蒜:鲜马齿苋、鲜萝卜叶各 250 g,大蒜 7 瓣,食醋少许。将前 3 味合在一起,洗净,捣烂,将汁液挤出滴在碗里,加食醋少许即可。病情轻者每天早中晚各服 1 次;病情重者上下午各增服 1 次,亦可少量频频饮服。

(3)苦瓜:生苦瓜 1 条。捣烂如泥,加糖 100 g 搅匀,两小时后将水滤出,冷饮服;或用苦瓜藤叶,晒干研末,每次 6 g,每天 2 次。治菌痢。

(4)杏:青杏(将熟者)适量。用水洗净,去核,碾榨取汁,过滤去渣,文火烧浓缩或太阳晒浓缩(不可用金属器皿)如膏状,装瓶备用。治菌痢、急性肠炎。

(5)乌梅、鸡蛋:乌梅 10 个,鸡蛋 1 只。煎汤服。治菌痢。如去鸡蛋加壳末 9 g,大枣 5 枚,加蜂蜜调服也验;另方以醋蛋治之也验。

(6)大蒜:大蒜头适量(以紫皮的为佳)。捣烂取汁 30 mL,加入冷开水 300 mL 充分搅匀。用灌肠器将大蒜液从肛门缓缓注入肠内,每天 1 次,成人 300 mL/d, 10～15 岁儿童 150 mL/d,10 岁以下儿童 75～100 mL/d,连用 3～5 天。如加红糖煎服或加大枣煎服也宜。另方将蒜捣烂如泥贴脐也可。菌痢加山楂、木香、苦参各 30 g 同煎服效佳。

(7)柿子:柿饼 50 g,青柿子 5 个。烘干研末,每服 6 g,早晚各服 1 次,开水冲服,红痢加白糖 15 g,白痢加红糖 15 g。治红白痢疾。

(8)黄花菜:黄花菜 30 g,红糖 60 g。水煮熟服用,每天 2 次。治痢疾、便血、腹痛。

(9)白扁豆:白扁豆花 20 g。水煎服。治下痢脓血或赤白带下。

(10)大枣、鸦胆子:大枣适量,鸦胆子 10～30 粒。去核,火边烤软,鸦胆子 10～30 粒,去壳,分装枣内,每天分 2～3 次吃,儿童酌减。

第七章 肾系病证的辨证治疗

第一节 遗 精

遗精是指不因性交而精液自行泄出,甚至频繁遗泄的病证。有梦而遗者,名为梦遗;无梦而遗,甚至清醒时精自滑出者,名为滑精,是遗精的两种轻重不同的证候。此外中医又有失精、精时自下、漏精、溢精、精漏、梦泄精、梦失精、梦泄、精滑等名称。

一、历史沿革

遗精之病早在《黄帝内经》中就有记载。如《灵枢·本神》有"恐惧而不解则伤精,精伤则骨酸痿厥,精时自下"之语,可见当时已认识到,惊恐等情志因素可致精液滑泄。汉代张仲景《金匮要略·血痹虚劳病脉证治》曰:"夫失精家,少腹弦急,阴头寒,目眩发落,脉极虚芤迟,为清谷、亡血、失精。脉得诸芤动微紧,男子失精……桂枝龙骨牡蛎汤主之。"文中指出了遗精得之于阴阳失调的证候及治疗方药,较《黄帝内经》更为全面。

隋代巢元方《诸病源候论·虚劳病诸候》明确提出遗精是由于肾气亏虚所致。如"虚劳失精候"说:"肾气虚损,不能藏精,故精漏失。""虚劳梦泄精候"又说:"肾虚,为邪所乘,邪客于阴则梦交接。肾藏精,今肾虚不能制精,因梦感动而泄也。"巢氏治疗多以补肾固精为主,为后世遗精多属肾虚的理论奠定了基础。

唐宋时期治疗遗精的方药已比较丰富。《备急千金要方·卷十九》载有治遗精方14首;《外台秘要·中卷十六》收录治虚劳失精方5首,虚劳梦泄精方10首;《普济本事方·卷三·膀胱疝气小肠精漏》载有治遗精方4首,该书正式提出遗精和梦遗的名称,其论述病因较为详细。如说:"梦遗有数种,下元虚惫,精不禁者,宜服茴香丸;年壮气盛,久节淫欲,经络壅滞者,宜服清心丸;有情欲动中,经所谓所愿不得,名曰白淫,宜良方茯苓散。正如瓶中煎汤,气盛盈溢者,如瓶中汤沸而溢;欲动心邪者,如瓶之倾侧而出;虚惫不禁者,如瓶中有罅而漏,不可一概用药也。"此实为遗精辨证论治的雏形。

金元时期对遗精病因、病机有了更进一步的认识。如朱丹溪对遗精的病因,除承袭前人主虚之说外,进一步认识到也有实证,为湿热遗精提供了理论根据,他在《丹溪心法·遗精》强调:"精滑专主湿热,黄柏、知母降火,牡蛎粉、蛤粉燥湿。"对湿热所致遗精提出了具体治疗方法。

明代对遗精的认识,渐臻完善。戴思恭在《证治要诀·遗精》一书中将遗精的病因归纳为:"有用心过度,心不摄肾,以致失精者;有因思欲不遂,精色失位,输泻而出者;有欲太过,滑泄不禁者;有年壮气盛,久无色欲,精气满泄者。"并且提出:"失精梦泄,亦有经络热而得者,若心虚冷用热剂,则精愈失。"楼英在《医学纲目·卷二十九·梦遗白浊》总结先贤治疗遗精的方法有五:"用辰砂、磁石、龙骨之类,镇坠神之浮游,是其一也;其二,思想结成痰饮,迷于心窍而遗者,许学士用猪苓丸之类,导利其痰是也;其三,思想伤阴者,洁古珍珠粉丸,用蛤粉、黄柏降火补阴是也;其四,思想伤阳者,谦甫鹿茸、苁蓉、菟丝子等补阳是也;其五,阴阳俱虚者,丹溪治一形瘦人,便浊梦遗,作心虚治,用珍珠粉丸、定志丸服之,定志丸者,远志、菖蒲、茯苓、人参是也。"张景岳对遗精的证治归纳,更为全面。《景岳全书·遗精》说:"遗精之证有九:凡有所注恋而遗者,此精为神动也,其因在心;有欲事不遂而梦者,此精失其位也,其因在肾;有值劳倦即遗者,此筋力不胜,肝脾之气弱也;有因心思索过度辄遗者,此中气有不足,心脾之虚陷也;有因湿热下流,或相火妄动而遗者,此脾肾之火不清也;有无故滑而不禁者,此下元亏虚,肺、肾之不固也;有禀赋不足,而精易滑者,此先天元气之单薄也;有久服冷利等剂,以致元阳失守而滑泄者,此误药之所致也;有壮年气盛,久节房欲而遗者,此满而溢者也。凡此之类,是皆遗精之病。然心主神,肺主气,脾主湿,肝主疏泄,肾主闭藏,则凡此诸病五藏皆有所主,故治此者,亦当各求所因也。"又说:"凡心火盛者,当治心降火;相火盛者,当壮水滋阴;气陷者当升举;滑泄者当固涩;湿热相乘者,当分利;虚寒冷利者,当温补下元;元阳不足,精气两虚者,当专培根本。"这些论述和治疗法则至今仍有积极的临床意义。另外,明代王纶在《明医杂著·梦遗滑精》中指出:"梦遗滑精,世人多作肾虚治,而为补肾涩精之剂不效,殊不知此证多由脾虚,饮食厚味、痰火湿热之人多有之。"提出了遗精由脾胃湿热所致的新观点。

清代医家在继承明代医家理论基础上有了进一步发挥。提出有梦为心病,无梦为肾病的观点。《医学心悟·遗精》说:"梦而遗者,谓之梦遗;不梦而遗者,谓之精滑。大抵有梦者,由于相火之强,不梦者由于心肾之虚。然令人体薄火旺者,十中之一;虚弱者,十中之九。予因此二丸分主之,一曰清心丸,泻火止遗之法也,一曰十补丸,大补气血,俾气旺则能摄精也。"《临证指南医案·遗精》:"以有梦为心病,无梦为肾病,湿热为小肠膀胱病。夫精之藏制虽在肾,而精之主宰则在心。"这种以有梦无梦定脏腑之法,虽有一定道理,但从临床来看,不能以此作为判定脏腑部位的唯一标准,否则将形成治疗上的僵化。《张氏医通》在本病的辨证论治上有较大发挥。尤为可贵的是提倡根据年龄、体质等详辨寒热虚实,颇为切合临床实际。如:"壮年火盛,多有流溢者,若以虚冷用热剂,则精愈失,滋肾丸加生地、茯神、枣仁、菖蒲;梦遗而为肝热胆寒,以肝火淫于外,魂不内守,故多淫梦失精,或时心悸,肥人多此,宜清肝不必补肾,温胆汤加人参、茯神、枣仁、莲肉;遗精腰痛,六味地黄丸加杜仲、五味、菟丝子、苁蓉;中年以后,还少丹;精气不足,呼吸短气,滑泄不禁,兼心脾气虚,饮食少进者,金锁玉关丸加参芪;脾肾俱虚,败精失道,精滑不固者,九龙丹去当归加萆薢、五味;然不若萃仙丸尤妙。"

综上所述,早在《黄帝内经》《伤寒杂病论》中对遗精就有了一定认识,历代医家对其病因、病机不断完善和补充,至明清时期,在辨证论治方面更加具体,其治则和方药至今仍有临床意义。

二、范围

病理性遗精可见于西医学的性神经症、前列腺炎、阴茎包皮炎、精囊炎、精阜炎及某些慢性疾病,可以认为遗精只是某些疾病的临床症状,其临床表现与本证的特点相符者,均可参照本篇辨证论治。

三、病因、病机

本病病因较多,病机复杂,但其基本病机可概括为2点。一是火热或湿热之邪循经下扰精室,开合失度,以致精液因邪扰而外泄,病变与心肝脾关系最为密切;二是因脾肾本身亏虚,失于封藏固摄之职,以致精关失守,精不能闭藏,因虚而精液滑脱不固,病变主要涉及脾肾。

(一)肾虚不藏

恣情纵欲:青年早婚,房事过度,或少年频犯手淫,导致肾精亏耗。肾阴虚者,多因阴虚火旺,相火偏盛,扰动精室,使封藏失职;肾气虚者,多因肾气不能固摄,精关失约而出现自遗。《医贯·梦遗并滑精》说:"肾之阴虚则精不藏,肝之阳强则火不秘,以不秘之火,加临不藏之精,除不梦,梦即泄矣。"《证治要诀·遗精》

说:"有色欲太过,而滑泄不禁者。"前者是属于阴虚阳亢,后者是属于阴阳两虚,下元虚惫。

禀赋不足:先天不足,禀赋素亏,下元虚惫,精关不固,易于滑泄。如《景岳全书·遗精》说:"有素禀不足,而精易滑者。此先天元气单薄也。"

(二)君相火旺

劳心过度:劳神太过,心阴暗耗,心阳独亢,心火不能下交于肾,肾水不能上济于心,心肾不交,水亏火旺,扰动精室而遗。如《证治要诀·遗精》说:"有用心过度,心不摄肾,以致失精者。"《折肱漫录·遗精》也说:"梦遗之证,其因不同……非必尽因色欲过度,以致滑泄,大半起于心肾不交。凡人用心太过则火亢而上,火亢则水不升,而心肾不交,士子读书过劳,功名心急者每有此病。"

妄想不遂:心有妄想,所欲不遂,心神不宁,君火偏亢,相火妄动,亦能促使精液自遗。正如《金匮翼·梦遗滑精》所说:"动于心者,神摇于上,则精遗于下也。"

(三)气不摄精

思虑过度,损伤心脾,或饮食不节,脾虚气陷,失于固摄,精关不固,精液遗泄。正如《景岳全书·遗精》说:"有因用心思虑过度辄遗者,此中气不足,心脾之虚陷也。"

(四)湿热痰火下注

饮食不节,醇酒厚味,损伤脾胃,酿湿生热,或蕴痰化火,湿热痰火,流注于下,扰动精室,亦可发生精液自遗。正如《杂病源流犀烛·遗泄源流》:"有因饮酒厚味太过,痰火为殃者……有因脾胃湿热,气不化清,而分注膀胱者,亦混浊稠厚,阴火一动,精随而出。"

综上所述,遗精的发病机制,主要责之于心、肝、脾、肾四脏。且多由于房事不节,先天不足,用心过度,思欲不遂,饮食不节等原因引起。

四、诊断与鉴别诊断

(一)诊断

每星期2次以上,或一天数次,在睡梦中发生遗泄,或在清醒时精自滑出,并有头昏、耳鸣、精神萎靡、腰酸腿软等症状,即可诊断为遗精。

(二)鉴别诊断

1.生理性溢精

一般未婚成年男子或婚后长期分居者,平均每月遗精1～2次或虽偶有次数稍增多,但不伴有其他症状者,均为生理性溢精。正如《景岳全书·遗精》说:"有壮年气盛,久节房欲而遗者,此满而溢者也。"又说:"若满而溢者,则去者自去,生者自生,势出自然,无足为意也。"此时无须进行治疗,应多了解性知识,消除不必要的紧张恐惧心理。病理性遗精则为每星期 2 次以上,甚则每晚遗精数次。

2.早泄

早泄是男子在性交时阴茎刚插入阴道或尚未进入阴道即泄精,以致不能完成正常性交过程。其诊断要点在于性交时过早射精。而遗精则是在非人为情况下频繁出现精液遗泄,当进行性交时,却可能是完全正常的。其诊断要点在于非人为情况下精液遗泄,但以睡眠梦中多见。有时临床上两者可同时并存。

3.小便尿精

小便尿精是精液随尿排出,或排尿结束后又流出精液,尿色正常而不混浊,古人将本症归于"便浊""白浊""白淫""淋浊"等疾病门中。其诊断要点是精液和尿同时排出或尿后流出精液。多因酒色无度、阴虚阳亢、湿热扰动精室、脾肾气虚等引起。

4.尿道球腺分泌物

当性兴奋时尿道外口排出少量黏稠无色的分泌物。其镜下虽偶见有精子,但并非精液,故要与遗精相鉴别。

5.前列腺溢液

某些中青年,因纵欲、酗酒、禁欲、手淫等,致使前列腺充血,腺泡分泌增加,腺管松弛扩张,在搬重物、惊吓、大便用力时,腹压增加,会阴肌肉松弛,会有数量不等的白色分泌物流出,称为前列腺溢液,亦称前列腺漏。

五、辨证

(一)辨证要点

1.审察病位

一般认为用心过度,或杂念妄想,君相火旺,引起遗精的多为心病;精关不固,无梦遗泄的多为肾病。故前人有"有梦为心病,无梦为肾病"之说。但还须结合发病的新久,以及脉证的表现等,才能正确地辨别病位。

2.分清虚实

初起以实证为多,日久则以虚证为多。实证以君相火旺及湿热痰火下注,扰动精室者为主;虚证则属肾虚不固,脾虚气不摄精,封藏失职。若虚而有热象者,多为阴虚火旺。

3.辨别阴阳

遗精属于肾虚不藏者,又当辨别偏于阴虚,还是偏于阳虚。偏于阴虚者,多见头昏目眩,腰酸耳鸣,舌质红,脉细数;偏于阳虚者,多见面白少华,畏寒肢冷,舌质淡,脉沉细。

4.洞察转归

遗精的发生、发展与体质、病程、治疗恰当与否有密切关系。病变初期及青壮年患者多为火盛或湿热所致,此时若及时清泻则可邪退病愈;遗精日久必耗伤肾阴,甚则阴损及阳,阴阳俱虚,此时可导致阳痿、早泄、男子不育等。故对遗精日久不愈、有明显虚象或年老体衰者,治疗又当以补血为主。若治疗后遗精次数减少,体质渐强,全身症状减轻,则为病势好转,病将痊愈之象。

(二)证候

1.心肾不交

症状:每多梦中遗精,次日头昏且晕,心悸,精神不振,体倦无力,小便短黄而有热感。舌质红,脉细数。

病机分析:君火亢盛、心阴暗耗,心火不能下交于肾、肾水不能上济于心,水亏火旺,扰动精室,致精液走泄;心火偏亢,火热耗伤心营,营虚不能养心则心惊;外不能充养肌体,则体倦无力,精神不振;上不能奉养于脑,则头昏且晕;小便短黄而有热感,乃属心火下移小肠,热入膀胱之征;舌质红,脉细数,均为心营被耗,阴血不足之象。

2.肾阴亏虚

症状:遗精,头昏目眩,耳鸣腰酸,神疲乏力,形体瘦弱。舌红少津,脉弦细带数。

病机分析:恣情纵欲,耗伤肾阴,肾阴虚则相火妄动,干扰精室,致使封藏失职,精液泄出;肾虚于下,真阴暗耗,则精气营血俱不足,不能上承,故见头昏、目眩;不能充养肌肉,则形体瘦弱,神疲乏力;腰为肾之府,肾虚则腰酸;肾开窍于耳,肾亏则耳鸣;舌红少苔,脉弦细带数,均为阴虚内热之象。

3.肾气不固

症状:滑精频作,面白少华,精神萎靡,畏寒肢冷。舌质淡,苔白,脉沉细而弱。

病机分析:病久不愈,阴精内涸,阴伤及阳,以致下元虚惫,气失所摄,肾关因而不固,故滑精频作;其真阴亏耗,元阳虚衰,五脏之精华不能上荣于面,则面白少华,精神萎靡,畏寒肢冷;舌淡、苔白,脉沉细而弱,均为元阳已虚,气血不足之征。

4.脾虚不摄

症状:遗精频作,劳则加重,甚则滑精,精液清稀,伴食少便溏,少气懒言,面色少华,身倦乏力。舌淡,苔薄白,脉虚无力。

病机分析:脾气亏虚,精失固摄,而见遗精频作;劳则更伤中气,气虚不摄,精关不固,则见滑精;频繁遗滑,故精液清稀;脾气亏虚,不能化成气血,心脉失养故心悸,气短,面色无华;脾虚气陷,无力升举故食少便溏,少气懒言;舌淡苔薄白,脉虚无力,均为脾气亏虚之象。

5.肝火偏盛

症状:多为梦中遗泄,阳物易举,烦躁易怒,胸胁不舒,面红目赤,口苦咽干,小便短赤。舌红,苔黄,脉弦数。

病机分析:肝胆经绕阴器,肾脉上贯肝,两脏经络相连,如情志不遂,肝失条达,气郁化火,扰动精舍,则引起遗精;肝火亢盛,则阳物易举,烦躁易怒,胸胁不舒;肝火上逆则面红目赤,口苦咽干;小便短赤,舌红苔黄,脉来弦数,均为肝火偏盛之征。

6.湿热下注

症状:遗精频作,或尿时有精液外流,口苦或渴,小便热赤。苔黄腻,脉濡数。

病机分析:湿热下注,扰动精室,则遗精频作,甚则尿时流精;湿热上蒸,则口苦而渴;湿热下注膀胱,则小便热赤;苔黄腻,脉濡数,均为内有湿热之象。

7.痰火内蕴

症状:遗精频作,胸闷脘胀,口苦痰多,小便热赤不爽,少腹及阴部作胀。苔黄腻,脉滑数。

病机分析:痰火扰动精舍,故见遗精频作;痰火郁结中焦,故见胸闷脘胀,口苦痰多;痰火互结下焦,故见小便热赤不爽,少腹及阴部作胀;苔黄腻,脉滑数,均为痰火内蕴之征。

六、治疗

(一)治疗原则

遗精的基本病机包括两个方面:一是火邪或湿热之邪,扰及精室;二是正气亏虚,精关不固。治疗遗精切忌只用固肾涩精一法,而应该分清虚实,实证以清泄为主;虚证方可补肾固精。同时还应区分阴虚阳虚的不同情况,而分别采用滋养肾阴及温补肾阳的治法。至于虚而有热者,又当予以养阴清火,审证施治。

(二)治法方药

1.心肾不交

治法:清心滋肾,交通心肾。

方药:三才封髓丹加黄连、灯心草之类。方中天门冬补肺,地黄滋肾,金水相生也;黄柏泻相火,黄连、灯心草清心泻火,俾水升火降,心肾交泰,则遗泄自止。若所欲不遂,心神不安,君火偏亢,相火妄动,干扰精室,而精液泄出者,宜养心安神,以安神定志丸治之。

2.肾阴亏虚

治法:壮水制火,佐以固涩。

方药:知柏地黄丸合水陆二仙丹化裁。方中知母、黄柏泻火,丹皮清热,地黄、山药、山茱萸、芡实、金樱子填精止遗。若遗精频作,日久不愈者,用金锁固精丸以固肾摄精。

3.肾气不固

治法:补肾固精。

方药:偏于阴虚者,用六味地黄丸,以滋养肾阴;偏于阳虚者,用《济生》秘精丸和斑龙丸主之。前方偏于温涩,后者温补之力尤胜。

4.脾虚不摄

治法:益气健脾,摄精止遗。

方药:妙香散合水陆二仙丹或补中益气汤加减。方中人参、黄芪益气健脾生精;山药、茯苓健脾补中,兼以安神,远志、辰砂清心调神;木香调气;桔梗升清;芡实、金樱子摄精止遗。若以中气下陷为主可用补中益气汤加减。

5.肝火偏盛

治法:清肝泻火。

方药:龙胆泻肝汤加减。方中龙胆草直折肝火,栀子、黄芩清肝,柴胡疏肝,当归、生地滋养肝血,泽泻、车前子、木通导湿热下行,肝火平则精宫自宁。久病肝肾阴虚者,可去木通、泽泻、车前子、柴胡等,酌加何首乌、女贞子、白芍等滋养肝肾之品。

6.湿热下注

治法:清热化湿。

方药:猪肚丸。猪肚益胃,白术健脾,苦参、牡蛎清热固涩,尚可酌加车前子、泽泻、猪苓、黄柏、萆薢等,以增强清热化湿之力。

7.痰火内蕴

治法:化痰清火。

方药:猪苓丸加味。方中半夏化痰,猪苓利湿。还可加黄柏、黄连、蛤粉等泻火豁痰之品。如患者尿时不爽,少腹及阴部作胀,为病久夹有瘀热之征,可加败酱草、赤芍以化瘀清热。

七、转归及预后

遗精初起,尤其是青壮年、体质强壮者,多为实证,此时一经清泻,往往邪退遗精自止。若不及时治疗或用补益固涩则邪热更盛,反致遗精频作。遗精日久不愈,肾精亏耗,可逐渐转变为虚证。在病机演变过程中还可见虚实夹杂,或阴虚兼火旺,或脾肾虚兼湿热痰火等。日久阴损及阳,造成阴阳俱损,可进一步导致阳痿、早泄等性功能障碍。遗精若能及时用药物及精神调治,多可治愈,预后一般良好。

八、预防和护理

(1)注意精神调养,排除杂念,清心寡欲,是治疗本病的关键。

(2)避免过度的脑力紧张,丰富文体活动,适当参加体力劳动。

(3)注意生活起居,节制性欲,戒除手淫,夜晚进食不宜过饱,睡前用温水洗脚,养成仰卧的习惯,被褥不宜过厚,脚部不宜盖得太暖,衬裤不宜过紧。

(4)少食辛辣刺激性食品如烟、酒、咖啡等。

(5)正确对待遗精。出现遗精后,应首先分清是生理现象还是病理性遗精。生理性遗精可不必治疗;病理性遗精,则应及时就诊,弄清疾病的原因,针对其病因进行调理,一般效果均较理想。

第二节 遗 尿

遗尿也称尿床是指在睡眠中小便自遗,醒后方知的疾病。临床上,以儿童为多见,成年男女也可以有此疾病。有些成年人因不好意思就诊,故常常使病情拖延很长时间,造成治疗上十分困难。

现代医学认为,遗传、熟睡或做梦、精神因素、尿路病变、下尿路梗阻及不稳定性膀胱等均可引起遗尿。

《素问·宣明五气论》说："膀胱不利为癃,不约为遗溺"。又《咳论》说："膀胱咳状,咳而遗溺"。《灵枢·本输》说："虚则遗溺,遗溺则补之"。遗溺与遗尿同。

"遗尿"一词最早见于《伤寒论》。在"辨阳明病脉证并治"中说："三阳合病,腹满身重,难以转侧,口不仁,面垢,谵语遗尿"。又"辨太阳病脉证并治"中说:"若被下者,小便不利,直视失溲"。这种与高热昏迷联系在一起的"遗尿""失溲",主要是指外感热病危重阶段出现的尿失禁,实际上是属于广义之遗尿。

狭义之遗尿也称尿床。最早见于隋代巢元方《诸病源候论·尿床候》,且巢氏有指出："夫人有于睡眠不觉尿出者,是其禀质阴气偏盛,阳气便虚也。"唐代孙思邈《千金要方》把遗尿、遗溺、小便失禁、尿床并列为名。至《仁斋直指附遗方论》提出了遗尿和尿床的不同概念,认为:"出而不禁为之遗尿;睡里自出,谓之尿床。"此处遗尿实际上就是指小便不禁。

明代张介宾所称之遗溺亦是广义的。《景岳全书·遗溺》说:"遗溺一症,有自遗者,以睡中而遗失也;有不禁者,以气门不固而频数不能禁也;又有气脱于上,则下焦不约而遗失不知者"。又如清代何梦瑶《医碥·遗尿小便不禁》说:"不知而出为遗;知而不能忍为不禁,比小便数为甚,故另为一类。"从内涵分析,"不知而出为遗"还包括睡熟中遗溺和昏迷中遗溺。

近代才把昏迷中的遗溺归入尿失禁,而遗尿只是指睡熟中的遗溺,即本节所讨论之内容。

一、病因、病机

根据历代医家所述,遗尿的病因、病机可以归纳以下几个方面:①心肾虚热,心气亏损,或者心肾不交,每致传送失度,水液无制,而为遗尿。②肝肾积热,肾督经脉虚衰,失于固摄,肝气失于疏泄,无以调节尿道之开启,则为遗尿。③湿热缊结于里,卜注膀胱,膀胱失约,亦可导致遗尿。

遗尿的病因、病机与五脏虚损关系密切。肺虚不能化气,脾虚中气下陷,心虚小肠传送失度,肝失疏泄而开启失常,最终使肾虚不能温化水液而尿出不知。

二、诊断要点

遗尿的诊断依据。

(1)3岁以上儿童,或成年人,在睡眠中小便自遗,或者有梦自遗,醒后方知。

(2)凡属功能性遗尿,中医有较好的疗效,但若经1个月左右的治疗,效果不显著者,应转西医进一步查明原因,以排除器质性病变。

三、类证鉴别

遗尿须与下列病证做鉴别。

(一)小便不禁

此为在平时清醒状态下,小便不随意流出。而一旦咳嗽较剧,直立过久,行走过多,心急,大笑,高声,惊吓时尿自出。大多数见于妇女及老年人。在昏迷时小便自遗亦属小便不禁,与睡熟中的小便尿床是容易鉴别的。

(二)膀胱咳

在咳嗽剧烈时,小便自遗,而咳嗽痊愈后,小便自遗亦见消失。

四、辨证论治

(一)辨证要点

1.辨病程之长短

遗尿多见于儿童。随着年龄的增长,肾气渐充而自愈。乃至成年尚未愈者,这与体质素弱或与大病以后气血亏损有关。因此,病程之长短常能反映病情的一定变化。

如幼年病程短者,显系幼稚气阳未充。发病至年少者则为生长发育不够健全,理宜积极调理。而病程长于成年者,则为身体衰弱,气阳不能固守,当应积极治疗。所以,本病病程长者,病情多较重。

2.辨寒热虚实

遗尿以五脏虚亏见多,故常表现出阳衰寒象,如形体怯冷,小便清长,腰脊酸软而感寒冷,肢末不温,或者见有大便稀溏,舌质淡,苔白,脉象沉细无力。而心肾不交则表现热象,如阴虚潮热,心烦,口咽干燥,手心足心烦热,小便短黄,舌质红,苔少或光,脉象细数。因湿热下注而表现热象,口苦口干,心烦呕恶,胸腹胀满,舌苔黄腻,脉象濡滑而数。病程中也可出现虚实互见,寒热错杂,应注意详辨施治。

(二)治疗原则

遗尿的治疗,虚则以补,热则以清为原则。当然须佐以固涩之品。但补益固涩,又以无实邪,湿热清为前提,有时清中固涩,常常互用,可见用药配伍得当是十分重要的。

（三）分证论治

1.肾督虚损

证候：神疲怯寒，小便自遗，头晕眼花，腰膝酸痛，脊背酸楚，两足无力，舌淡苔白，脉细无力。

治法：补肾填精。

方药：菟丝子煎合缩泉丸加减：菟丝子、补骨脂各15 g，小茴香、桑螵蛸、覆盆子各10 g，益智仁、当归、乌药、山药各10 g。

若少腹不温，乏力恶寒，加制附片、肉桂各6 g；若脘腹作胀、纳食减少，加神曲、砂仁各10 g。

2.心肾虚热

证候：夜寐遗尿，精神不振，形体消瘦，寐不安宁，心烦而溲数淋沥，舌苔薄，舌尖有红刺，脉沉细而数。

治法：补心肾，清虚热。

方药：桑螵蛸散：人参、茯神、远志各15 g，菖蒲12 g，龟甲、桑螵蛸、龙骨各30 g。

若心肾不交，而夜寐不安者，可加交泰丸；若肾阴虚，而相火偏亢，加滋水清肝饮，另加益智仁、山药各10 g，五味子6 g。

3.湿热下注

证候：夜寐遗尿，小便频数，淋沥短涩，且有灼热感，舌偏红，苔薄腻，脉细滑而数。

治法：清利湿热。

方药：八正散加减：瞿麦、萹蓄、车前子各10 g，大黄6 g，山栀、滑石各12 g，生草梢5 g，灯芯草、山药、桑螵蛸、菟丝子各15 g。

若湿热较盛，加白茅根、石韦各15 g；若湿热伤阴，加知母、黄柏、麦冬各10 g。

五、其他疗法

（一）单方验方

（1）蜂房焙干研末，每服3～5 g，加白糖少许，开水冲服，每天2次。

（2）白薇散：白薇、白蔹、白芍各30 g。以上各药捣细末为散，每于食前以粥饮调下6 g。主要适用于湿热内盛或下注于膀胱之遗尿。

（3）秘元丹：白龙骨90 g，诃子10个去核，缩砂仁30 g去皮。上药为末，糯米粥丸梧桐子大，每服50 g，空心盐酒下。适用于内虚里寒的遗尿。

（4）遗尿汤：桑螵蛸、黄芪、龙骨各15 g，肉桂6 g，水煎服，每天1剂，分2次服。功效补肾固肾。主治肾气不足、下元虚冷、膀胱失约所致遗尿。

（5）固本止遗汤：党参、白术、菟丝子、枸杞子、当归各 6 g，黄芪、山药、五味子、覆盆子各9 g，肉桂 2 g，小茴香 3 g。上药用于清水泡 20 分钟，再用文火煎 30 分钟，每剂煎 2 次。以上为 10 岁小儿用量，年龄＜10 岁者酌减，＞10 岁者酌增，每天 1 剂，将煎好的药液混匀，早晚各服1 次。功效益气健脾，温肾止遗。主治小儿及成人遗尿。

（二）食疗

（1）鸡肠散：黄雄鸡肠 4 具，切碎，净洗，炙令黄熟；肉苁蓉、苦参、赤石脂、白石脂、黄连各150 g，捣罗同研匀细为散，每次服 6 g，酒调，食前服，白天服 2 次，睡前服 1 次。适用于肾气不固，而心火偏盛之遗尿。

（2）猪肚 1 具，莲子150 g，同煮至稀烂，食用。主要适用于脾气不足之遗尿。

（3）洋参猪腰：西洋参、龙眼干各 15 g，猪腰 1 对。以上 3 样蒸熟食用。治疗小儿遗尿。

（4）龙骨鸡蛋：生龙骨 30 g，鸡蛋若干。将生龙骨加水适量煎煮，取汤煮荷包鸡蛋。3 岁以下每次 1 个，3 岁以上每次 2 个，每晚服 1 次。第 2 次煎龙骨时，可加入第 1 次煮后之龙骨汤煎，如此逐日加入，连用3～6 天。功效镇心安神，收敛固涩。治疗小儿遗尿。

（5）复方猪脬汤：鲜猪脬 2 个，茯苓、桂圆肉各 30 g。将猪脬反复清洗干净，后 2 味药共研末，每取药末 30 g 装入猪脬内，置于碗上，上蒸笼蒸 2～3 小时。睡前将猪脬同药一起吃尽，第 2 天晚上再吃 1 次。功效健脾固肾。主治遗尿症。

（三）外治法

1.脐疗法

丁香、肉桂各 3 g。将两者研细，与米饭适量共捣成泥，做成小饼，每晚敷于肚脐上。功效补火助阳。治疗遗尿。

2.针灸疗法

针刺气海、太渊、足三里、三阴交，用补法，并配合艾灸，每天 1 次，适用于脾肺气虚所致遗尿。

3.穴位埋线疗法

在百会穴行常规消毒，埋入 000～001 号羊肠线 2 mm，30 天 1 次，1～2 次即可。

第八章 脑系病证的针灸治疗

第一节 痴 呆

痴呆又称呆病,是以呆傻愚笨为主要临床表现的一种神志疾病。早期以善忘为主,病情轻者可见近事遗忘,反应迟钝,寡言少语,日常生活活动部分不能自理等症;病情重者常表现为远事亦忘,时空混淆,计算不能,不识亲人,言辞颠倒,或重复语言,或终日不语,或忽哭忽笑,神情淡漠或烦躁,不欲饮食,或饮食不洁,或数天不知饥饱,日常生活活动完全需他人帮助,甚至不能抵御危险伤害。

中医学的呆病范围十分广泛,现代医学的阿尔茨海默病(老年性痴呆)、血管性痴呆(VD)、额颞叶痴呆、路易体痴呆、帕金森病、亨廷顿病、正常脑压脑积水、脑淀粉样血管病、脑外伤和脑炎后遗症以及癫痫和其他精神性疾病,出现记忆减退、呆傻愚笨、性情改变等符合本病特征者,均可参考本节辨证论治。

中医学的痴呆以呆傻愚笨为主症,与西医的血管性痴呆所表现的由脑血管因素引起的脑循环障碍,脑组织受损导致的一种认知功能缺损的综合征不完全一致,血管性痴呆主要表现为认知、记忆、语言、视空间机能障碍、情感或人格等方面的改变,因此,在针灸临证时,应正确区别两者的异同与联系,在分析其病因、病机、辨证规律及借鉴古人针灸治疗经验时,选用正确的方法加以治疗。

一、病因、病机新论及辨证探要

(一)传统认识

对中老年痴呆症,传统中医多认为或由痰浊阻窍,或由肝肾不足引起。中壮年人的痴呆起于癫狂或痫证之后者,多与痰浊阻窍密切关联。如痫久气血耗伤而积痰内盛;痫久而肝气郁结克伐脾土;或起居、饮食失调使脾胃受伤而致痰湿壅阻,蒙蔽清窍而生本病。肝肾不足者,如老年人病痴呆者,当由久病血亏气弱,心神失养或肝肾不足,脑神不充而成。本病进程缓慢,病理改变以本虚标实为主。其虚在肝肾者,以脑髓不健为主,其虚在脾胃者,多生痰湿、闭阻清窍,还有气虚,运血无力,致使络脉瘀阻。

(二)现代新论

古代"痴呆"病名与西医学的血管性痴呆病并无完全直接的对应关系。现代中医学家对血管性痴呆的病因、病机、临床症状进行了深入研究,并已有较深刻地认识。

研究者通过对血管性痴呆的观察发现,在其证候演变发展的过程中,存在3个相对独立的时期,即病情相对平稳的平台期,病情波动期及病情下滑期。3期的病理特征及证候表现各不相同。平台期以肝肾精亏,痰瘀阻络;脾肾不足,痰瘀阻络;肝脾肾虚,痰瘀阻络为常见证候。患者多表现为神情呆滞,反应迟钝,善忘失算,懒动少言,肢体笨拙,舌质暗,脉沉弦。或兼有腰膝酸软,尿频,急迫或尿失禁,头晕昏沉,视物模糊,半身不遂,言语不利以及四肢不温,气短乏力等症。波动期则以风痰瘀阻扰动为主要证候,病理以痰浊瘀阻蒙窍,痰热内扰之实邪亢盛为主要特征,患者表现呆滞明显,头昏沉、嗜睡懒动加重,痰涎增多,口中粘腻不爽流涎,口臭,心烦不寐,或便干便难,苔白腻、黄腻或厚腻,脉滑等,或可见头晕头痛,心烦急躁易怒,舌强肢麻,口中流涎,痰粘,言语不利加重,苔腻,脉滑等。下滑期则以风火上扰,浊毒阻络,或痰浊蒙窍,浊毒阻络,或痰火扰心,浊毒阻络为常见证候。患者表现呆滞加重,双目无神,不识事物,面色晦暗,秽浊如蒙污垢或兼面红微赤,口气臭秽,口中黏涎秽浊,溲赤便干或二便失禁,肢麻,颤动,舌强语謇,烦躁不安甚则狂躁,举动不经,言辞颠倒,苔厚腻,脉浮弦大或弦实有力或脉细数等。

也有研究者认为,脑中血海受损会造成血络瘀滞,轻者血凝痰生,热结毒生,脑络瘀塞,损伤脑腑神机,重者脑气不能束邪,内风统领热邪火毒,窜扰脑络,毒害脑髓,元神受损,神机不用而成痴呆。

还有研究者以虚瘀浊毒立论,提出毒损经脉、脑髓的病机假说,指出血管性痴呆与中风有共同的体质因素,两者发病机理密切相关,中风后脑络瘀阻,浊毒内生,败坏脑髓,神机失用发为痴呆。

虽然现代医家对病因、病机的认识各有不同,但综合起来,认为本病不外乎由虚、风、火、痰、瘀、郁多种因素相互影响为患的疾病。病理变化以虚为本,风、火、痰、瘀、郁为标,是一种本虚标实,虚实夹杂的疾病。血管性痴呆的病位在脑,与五脏相关,肾虚是该病发生发展的根本原因,痰浊停聚和脉络瘀阻化毒为害,产生的"内生之毒"则是本病在发病过程中的基本病理环节,并且贯穿于疾病的始终。因为肾藏精,主骨生髓,脑为髓海,年迈体弱,久病及肾,肾精亏虚,髓海失充,脑萎髓空,脑失所养,神机失用而出现痴呆。因此,血管性痴呆的发病多为久病入络,在肾精亏虚、痰瘀内阻的基础上,虚痰瘀相互影响转化,痰浊阻滞,化热生风,酿生浊毒,败坏脑髓形体,致神胆失用,灵机皆失而成。其发病机制不脱离"年老体衰""发于中风""病变在脑"。此外,毒邪一旦生成,其最大特点是败坏形体,损伤脏腑经络,造成病势缠绵,顽固不愈。

(三)辨证探要

血管性痴呆乃本虚标实之证,临床以虚实夹杂者多见。因而辨证当以虚实或脏腑失调为纲领,分清虚实,辨明主次,明确病变脏腑。

1.辨虚实

本病以虚实夹杂多见,故首应辨明病证的虚实、主次。虚者以神气不足、面色失荣、形体枯瘦、言行迟弱为特征,结合舌脉、兼次症,再分辨属于气血不足或肾精亏虚。实者智能减退、反应迟钝,常兼见痰浊、瘀血的表现。

2.辨脏腑

本病病位主要在脑,又与心、肝、脾、肾密切相关。若年老体衰、头晕目眩、记忆认知能力减退、神情呆滞、齿枯发焦、腰膝酸软、步履艰难,病在脑与肾;若兼见双目无神、筋惕肉𥆧、毛甲无华,病位在脑与肝肾;若兼见食少纳呆、气短懒言、口涎外溢、四肢不温、五更泄泻,病在脑与脾肾;若兼见失眠多梦、五心烦热,病在脑与心肾。

3.辨轻重

明辨病情轻重,可以帮助预后。血管性痴呆一般分为轻度、中度、重度。轻、中度患者可见表情呆滞,甚至不定,目光晦暗,言辞颠倒,健忘善感等;重度患者可见举动不强,或傻哭傻笑,不知饥饱,生活自理能力丧失等。

二、古代治疗经验

本证在古代针灸文献中被描述为痴、呆、痴醉、心痴等,与现代临床上的先天性痴呆、阿尔茨海默病、血管性痴呆等病相关。在《琼瑶神书》中已记载:"痴呆之证取气上,复取升阳要升阴,神门提按刮战法,三里取下即安康。"至清末为止,针灸治疗痴呆文献已有数十条。

(一)选穴特点

1.循经选穴

(1)选心经穴:《灵枢·邪客》云,心乃"精神之所舍",《灵枢·本神》曰:"心藏脉,脉舍神。"心血充盈,则神志清晰,思维敏捷,因此古代常用心经穴治疗本证。常用穴为神门、灵道、通里、少冲等。

(2)选用膀胱经穴:脏腑之气输注于膀胱经背俞穴,刺激与五脏相关的背俞穴,可以达到调整心神功能的目的,故常取心俞、肺俞、肾俞及谚语等穴。

(3)选取肾经穴:肾藏精,主骨生髓,肾精充足,则骨髓生化有源,髓海充盈,则神清气明,思索灵敏,所选穴为大钟、涌泉、照海等。

2.分部选穴

古人治疗本病症多选四肢末部(腕踝以下)穴,且以上肢阴面穴,即手掌部穴为主。在手掌部诸穴中,神门穴的应用远高于其他诸穴,为全身选穴之首。如《流注通玄指要赋》云:"神门去心性之呆痴。"《玉龙歌》道:"神门独治痴呆病,转手骨开得穴真。"而灵道、通里在神门之旁,后溪与督脉相通,故灵道、通里、后溪也被选用。如《针方六集》载,灵道主治"心内呆痴,五痫"。

足阴部与手掌部相对应,故足阴部与手部神门穴相对应的大钟穴也有治呆之效,如《标幽赋》曰:"端的处,用大钟治心内之呆痴。"《针灸大全》载:通里、后溪、神门、大钟相配,治"心性呆痴,悲泣不已",此为取四肢末部穴之例。

在四肢末部诸穴中,少商、中冲、少冲、隐白、涌泉等井穴皆被选用,如《针灸大成》载:手少阴井(少商)配神门治"呆痴忘事,颠狂"。此外,古人又常取心俞等膀胱经的背俞穴及百会、上星等头部之穴,如《类经图翼》载:"痴:心俞、神门。"《循经考穴编》云:"谚语:窦氏云,癫狂病痴可针。"《医学入门》云:"心痴呆……上星亦好。"

(二)针灸方法

古人十分重视艾灸的应用,常灸四末以开窍,如《针方六集》取"鬼哭四穴,在手足大指端,去爪甲外侧,用绳缚定,取两指缝内是穴,灸七壮",以治"痫疾呆痴",此四穴即少商、隐白。敦煌《灸法图》载:"灸诸癫狂、呆三十年",取天窗(头顶)、肩井、风门、肺俞、心俞、肾俞、手心、五井、脚五舟(膝部附近)、足心,"二十一处,各灸五百壮",可见其壮数之多,刺激量之大。所选穴位除了井穴等末部穴外,还取头顶穴、背俞穴,以及膝部之穴。对于气血亏损引起的痴呆,古人则灸关元等补益之穴,如《扁鹊心书》载:"神疑病,凡人至中年,天数自然虚衰,或加妄想忧思,或为功名失志,以致心血大耗,痴醉不治,渐至精气耗尽而死,当灸关元穴三百壮,服延寿丹一斤。"

古人亦常用针刺调气法治疗本证,如《琼瑶神书》曰:"痴呆之证取气上,复取升阳要升阴,神门提按刮战法,三里取下即安康。"在针刺中古人还采用补泻之法,如《医学纲目》载:"呆痴:神门(一穴,沿皮向前三分,先补后泻,灸之)、后溪(补生泻成)。"

三、临床治疗现状

(一)痴呆的治疗

1.电针

选穴:主穴选四神聪、本神、百会、神庭、风池。配穴选足三里、太溪、肾俞、悬钟、水沟、命门、神门。

方法:每次选主配穴 6～8 个,常规针刺,得气并施与补泻后连接 G-6805 电针仪,采用疏密波,频率80～100 Hz,每次治疗 30 分钟,每周 3 次,4 周为 1 个疗程。

2.拔罐

选穴:第七颈椎至骶椎督脉、足太阳膀胱经循行部位。

方法:先在督脉和膀胱经第一侧线上下走罐数次,再留罐于心俞、肾俞、命门5～10 分钟,每周 3 次,4 周为 1 个疗程。

3.艾灸

选穴:百会、大椎。

方法:用点燃的艾条在两穴施予温和灸,以局部皮肤潮红为度,每周 3 次,4 周为 1 个疗程。

(二)血管性痴呆的治疗

1.常用方案

(1)方案一:针刺法。

选穴:神门、百会、神庭、风池、四神聪、太溪、肾俞、命门、大钟、悬钟、足三里。

方法:毫针常规刺法,头部腧穴平补平泻,其余腧穴均用补法,每周 2～3 次,4 周为 1 个疗程。

(2)方案二:电针。

选穴:风池、百会、神庭、四神聪。

方法:双侧风池接一对电极,百会、神庭接一对电极,四神聪前后、左右各接一对电极,选用疏密波,每次 30 分钟,每周 2～3 次,4 周为 1 个疗程。

(3)方案三:头针。

选穴:顶中线、顶颞前斜线、顶颞后斜线。

方法:将 1.5～2.0 寸毫针刺入帽状腱膜下,快速捻转,得气后留针 30 分钟,每周 3 次,3 个月为 1 个疗程。

(4)方案四:艾灸。

选穴:百会、大椎、关元、气海、足三里。

方法:用艾条温和灸,以局部皮肤潮红为度,每周 2～3 次,4 周为 1 个疗程。

(5)方案五:耳针。

选穴:皮质下、顶、颞、枕、心、肝、肾、内分泌、神门。

方法:每次在一侧耳郭选 2～4 穴,采用压丸法,每 3 天更换 1 次,两耳交替进行,可长期进行治疗。

2.血管性痴呆针灸切入点

(1)早期介入,延缓病程:临床研究显示,早期针灸介入可以和调阴阳气血,调整脏腑虚实,化痰祛瘀生髓,故能够减缓疾病发展进程,改善神志愚钝状态。但在临床中发现,治疗期间智力改善明显,停止针灸治疗后病情则会有反复,因此要鼓励患者及家属坚持针灸治疗。

(2)整体调节,改善脑代谢:针灸介入血管性痴呆可以发挥整体调整的优势。由于血管性痴呆属于退行性病变,多发生于中老年人,针灸治疗本病在整体分析患者病理状态的基础上,扶正祛邪,调整五脏,在改善患者智力的基础上,可以同时针对躯体、心理症状进行治疗,因而针灸介入本病可以从整体上改善患者体质,提高患者的生活质量。

血管性痴呆的基础疾病是脑血管病,缺血性损害导致的脑循环、脑代谢障碍是本病主要原因。由于针灸对脑血管的功能及其血液循环有较好的调节作用,改善脑循环、脑代谢,可以缩小脑梗死的面积,促进软化灶内新生毛细血管和胶质细胞增生与修复,减少坏死灶周围区的水肿和炎症反应,因而针灸介入血管性痴呆的治疗具有重要意义。但是实验研究的初步结果也显示,针刺虽然能使缺血区大脑神经元的数量增多,使细胞内 DNA 和 RNA 的含量得到不同程度的恢复,但并不能达到正常水平,说明针刺可能对血管性痴呆病变的早期阶段从细胞核糖核酸分子水平来逆转恶化的病理过程,但是对痴呆程度严重的尤其是晚期患者,针灸尚无确切疗效。

3.针灸治疗思路

随着对痴呆病机认识逐渐深入,病位发生了从"心"到"脑"的变化,因此治疗思路也随着病机的变化而改变,治疗上以调理脑神为主,多选用督脉头部穴位为主,肝脾任督脉和膀胱经穴为辅,再辨证配穴。临床上本病以虚为本,以实为标,多虚实夹杂。因而,针灸治疗当分虚实。虚证者,应配合填精补髓、健脾补肾、益气养血,多取肾经、膀胱经、任脉及脾胃经穴为主;实证者,配合化痰开窍、清心平肝、活血通络、解毒化浊,多取心经、肝经、脾经及任脉穴。

古代对于痴呆的病机认识集中于心肾,因此论治亦可从心、肾入手,调心以治气,补肾以治精,将调心、补肾法作为治疗痴呆的重要法则之一。

在针灸疗法选择上以毫针艾灸为基础,随着现代科学研究的进展,各种不同新疗法也广为应用,如电针、头针疗法的运用,这些针灸疗法不但疗效确切,也发展了针灸理论、丰富了针灸临床内涵。

操作方法可以针灸并用,发挥多种疗法的协同作用,并在针灸治疗同时,重视精神调理和智能训练,以及生活护理。还要重视脑血管病的防治,强调中西医学结合,针灸中药并用,才能进一步提高临床疗效。

4.针灸治疗血管性痴呆的疗效特点

针灸对早期、轻中度的血管性痴呆有提高智力、延缓病情进展的作用。对痴呆程度严重,尤其是晚期患者,针灸尚无确切疗效。

针灸治疗痴呆近年来研究较多,治疗方法多样,研究表明,针灸可以改善大脑皮质功能,通过改善血液循环,增强神经元代谢,尤其对于血管性痴呆(VD),针灸可以明显改善近期症状,恢复 VD 患者的智能及社会活动功能,而且发现针灸治疗对 VD 患者的血脂、血液流变学、血液生化指标、脑电波等具有一定影响,因此针灸对 VD 的防治确有疗效。在近年进行的系统评价中表明,电针治疗血管性痴呆安全,对改善整体功能和认知功能均较对照组有效,其中电针对整体功能改善的有效性较好。

针灸治疗本病起效一般较慢,效果维持的时间不够长久,治疗该病的总体疗效是在长期治疗的积累中形成的,对于长期坚持治疗的患者,症状改善明显。在临床中发现,治疗期间智力改善明显,停止针灸治疗后病情则会有反复,因此要鼓励患者及家属坚持针灸治疗。

本病继发于脑血管病,因此对于脑血管的预防及控制也尤为重要,因此本病的疗程较长,甚至要终身治疗。

四、研究动态

长期的临床实践和大量的医学文献报道了针灸治疗血管性痴呆确有疗效，2004年，彭氏等对电针治疗血管性痴呆的系统评价进一步证实针灸对血管性痴呆患者整体功能和认知功能具有改善作用。2005年，成都中医药大学对针灸治疗血管性痴呆常用治法的循证医学评价结果显示：未检索到针灸治疗血管性痴呆的一级研究证据。从随机对照实验研究结果来看，电针治疗血管性痴呆疗效优于目前常用的西药疗法，最常用的干预措施依次为毫针、电针、综合疗法、穴位注射等，并且电针的疗效优于毫针，而激光针加电针的疗效又优于电针；最常用的穴位为百会、神庭和四神聪，且经穴和奇穴电针比头穴电针疗效更好。

针对VD的发病机制，对于针灸治疗痴呆的疗效评价，主要选用的观察指标是以行为学积分及血液生化为主，如长谷川痴呆量表（HDS）、社会活动功能检查表（FAQ）、认知能力筛选检查（CCSE）、日常生活功能量表（ADL）评分、老年性痴呆评定量表（ADAS）、简易智力状态检查（MMSE），Blessed痴呆量表（BDS）、SOD、LPO、GSH-Px等自由基3项，以及TC、TG、HDL-C等血脂3项、NO含量、脑电图、脑电地形图、脑血流图、事件相关电位（ERPs）的P3成分和经颅多普勒等。

老年痴呆病（含血管性痴呆）的中医疗效评定标准，目前临床、科研均采用1990年5月修订的《老年呆病的诊断、辨证分型及疗效标准》，分为痊愈、有效、无效3项。1994年卫生部药政局制定的《中药新药临床研究指导原则》的疗效评定标准又增加了"显效"，共分为痊愈、显效、有效、无效4项。

五、展望

迄今，西医治疗痴呆的药物可归纳为3类，即脑血管扩张剂、与神经递质有关的药物和亲智能药物等，但据以往报道，疗效不尽如人意。

针灸治疗痴呆具有一定疗效。古代医家虽未提出痴呆病名，但历经千年的中医、针灸实践为痴呆的治疗提供了宝贵经验。目前，治疗方法既有传统的体穴毫针治疗，也出现了穴位注射、头针、耳针、电针等多种中西医结合的新疗法，方法更丰富，针对性更强，针灸治疗痴呆具有很大的发展前途。

但据文献报道，针灸治疗痴呆疗效差异很大。目前，由于病例的纳入标准、疾病严重程度的划分标准以及临床疗效评定标准缺乏统一性，因此难以比较各种治疗方案的优劣。而且，多数临床研究缺乏严密的实验设计，缺乏随访、远期疗效评价。因此，做好血管性痴呆的研究设计，深入探索针灸治疗本病的作用机制,拿出切实可信的临床证据,将是今后研究的重点。

另外,诊断标准的不统一,同样给痴呆(MID)的临床研究带来不利影响,目前虽有人尝试按中医计分方式来确定中风痴呆诊断及划分其严重程度,其结果欲达到同行认可,仍需大量研究支持。

第二节 眩 晕

眩是指眼花或眼前发黑,晕是指头晕或感觉自身或外界景物旋转。二者常同时并见,故统称为"眩晕"。轻者闭目即止,重者如坐车船,旋转不定,不能站立,或伴有恶心、呕吐、汗出,甚则昏倒等症状。本病多因阴虚则肝风内动,血少则脑失濡养,精亏则髓海不足,或痰浊壅遏、上蒙清窍所致。

西医学的耳源性眩晕以及高血压、贫血、神经官能症、颈椎病等引起的眩晕症状均属本病范畴。

本病以头晕、眼花为主要症状,临床根据病因不同分为肝阳上亢、气血亏虚、肾精不足以及痰浊中阻型眩晕。

一、辨证

本病以头晕、眼花为主要症状,临床根据病因不同分为肝阳上亢、气血亏虚、肾精不足以及痰浊中阻型眩晕。

(一)肝阳上亢

眩晕耳鸣,头痛且胀,每因烦劳或恼怒而头晕、头痛剧增,面时潮红,急躁易怒,少寐多梦,口苦,舌质红,苔黄,脉弦。

(二)气血亏虚

眩晕动则加剧,劳累继发,伴面色苍白,唇甲不华,心悸失眠,神疲懒言,食欲缺乏,舌质淡,脉细弱。

(三)肾精不足

眩晕伴神疲健忘,腰膝酸软,遗精耳鸣。偏于阴虚者,五心烦热,舌质红,脉弦细。偏于阳虚者,四肢不温,舌质淡,脉沉细。

(四)痰浊中阻

眩晕而见头重如蒙,胸闷恶心,少食多寐,舌苔白腻,脉濡滑。

二、治疗

(一)针灸治疗

治则:平肝潜阳,补益气血,滋阴补肾,化痰息风。以督脉、足少阳经穴位为主。

主穴:百会、风池、太阳、印堂。

配穴:肝阳上亢加肝俞、肾俞、三阴交、太冲;气血亏虚加脾俞、足三里;肾精不足加肾俞、太溪、三阴交、绝骨;痰浊中阻加足三里、丰隆、太白。

操作:毫针刺,按虚补实泻进行操作。

方义:百会通督安神;风池清泻肝胆,潜阳止眩;太阳祛风止眩;印堂止眩宁神。

(二)其他治疗

1.头针

眩晕伴耳鸣、听力减退者,取晕听区。取坐位或仰卧位,局部常规消毒后,用消毒之28～32号2.5寸长的不锈钢毫针,与头皮成30°左右夹角,用夹持进针法刺入帽状腱膜下,达到该区的应用长度后,用示指桡侧面与拇指掌侧面夹持针柄,以示指掌指关节连续屈伸,使针身左右旋转,每分钟捻转200次左右,捻转2～3分钟,留针5～10分钟,每天或间日针1次。

2.耳针

选神门、枕、内耳,用中、强刺激,每天1次,每次留针20～30分钟。

第三节 面 瘫

面瘫是以口眼㖞斜为主要症状的一种疾病。多由络脉空虚,感受风邪,使面部经筋失养,肌肉纵缓不收所致。

西医学的周围性面神经炎属于本病范畴。

一、辨证

本病以口眼㖞斜为主要症状。起病突然,多在睡眠醒后,发现一侧面部麻木、松弛、示齿时口角歪向健侧,患侧露睛流泪、额纹消失、鼻唇沟变浅。部分患者伴有耳后、耳下乳突部位疼痛,少数患者可出现患侧耳道疱疹、舌前 2/3 味觉减退或消失及听觉过敏等症。病程日久,可因患侧肌肉挛缩,口角歪向病侧,出现"倒错"现象。根据发病原因不同可分为风寒证和风热证。

(一)风寒证

多有面部受凉因素,如迎风睡眠,电风扇对着一侧面部吹风过久等。

(二)风热证

多继发于感冒发热之后,常伴有外耳道疱疹、口渴、舌苔黄、脉数等症。

二、治疗

(一)针灸治疗

治则:疏风通络、濡养经脉,取手足少阳、阳明经穴位。

主穴:风池、翳风、地仓、颊车、阳白、合谷。

配穴:风寒加风门、外关;风热加尺泽、曲池。

操作:急性期用平补平泻法,恢复期用补法,面部穴可用透刺法,如地仓透颊车,阳白透鱼腰等。

方义:本病为风邪侵袭面部阳明、少阳脉络,故取风池、翳风以疏风散邪;地仓、颊车、阳白等穴以疏通阳明、少阳经气,调和气血;"面口合谷收",合谷善治头面诸疾。

(二)其他治疗

1.水针

选翳风、牵正等穴,用维生素 B_1 或维生素 B_{12} 注射液,每穴注入 0.5～1 mL,每天或隔天 1 次。

2.皮肤针

用皮肤针叩刺阳白、太阳、四白、牵正等穴,使轻微出血,用小罐吸拔 5～10 分钟,隔天 1 次。本法适用于发病初期,或面部有板滞感觉等面瘫后遗症。

3.电针

选地仓、颊车、阳白、合谷等穴。接通电针仪治疗 5～10 分钟,刺激强度以患者感到舒适、面部肌肉微见跳动为宜。本法适用于病程较长者。

第四节 面 痛

面痛是指以眼、面颊部抽掣疼痛为主要症状的一种疾病。多由于风邪侵袭、阳明火盛、肝阳亢逆、气血运行失畅所致。

西医学的三叉神经痛属于本病范畴。

一、辨证

本病以眼、面颊阵发性抽掣疼痛为主要症状,根据病因不同分为风寒、风热、瘀血面痛。

(一)风寒外袭

疼痛为阵发性抽掣样痛,痛势剧烈,面色苍白,遇冷加重,得热则舒,多有面部受寒因素,舌淡苔白,脉浮紧。

(二)风热浸淫

疼痛阵作,为烧灼性或刀割性剧痛,痛时颜面红赤,汗出,目赤,口渴,遇热更剧,得寒较舒,发热或着急时发作或加重,舌质红,舌苔黄,脉数。

(三)瘀血阻络

面痛反复发作,多年不愈,发作时疼痛如锥刺难忍,面色晦滞,少气懒言,语声低微,舌质紫黯,苔薄,脉细涩。

二、治疗

(一)针灸治疗

治则:疏通经脉,活血止痛。以手、足阳明经穴位为主。

主穴:百会、阳白、攒竹、四白、迎香、下关、颊车、合谷。

配穴:风寒外袭加风门、风池、外关;风热浸淫加大椎、关冲、曲池;瘀血阻络加太冲、血海。

操作:毫针刺,用泻法。

方义:本方以近部取穴为主,远部取穴为辅,旨在疏通面部筋脉气血,散寒清热,活血通络止痛。

(二)其他治疗

1.耳针

选面颊、上颌、下颌、额、神门等穴,每次取 2～3 穴,毫针刺,强刺激,留针 20～30 分钟,约隔 5 分钟行针 1 次;或用埋针法。

2.水针

用维生素 B_{12} 或维生素 B_1 注射液,或用 2% 利多卡因注射液,注射压痛点,每次取 1～2 点,每点注入 0.5 mL,隔 2～3 天注射 1 次。

第九章 脾胃系病证的针灸治疗

第一节 呕 吐

呕吐是由于胃失和降,气逆于上而出现的病证,表现为胃内容物从口中吐出。古人以有物有声谓之呕,有物无声谓之吐,无物有声谓之干呕。呕吐与干呕虽有区别,但在辨证治疗方面大致相同,临床一般相同论治。

西医学将呕吐作为内科的一种常见症状,除胃本身的各种疾病均可导致外,肝、胆、胰、肠的病变,以及耳眩晕、妊娠恶阻、头部内伤、颅内病变、某些药物中毒、中暑、晕动病等,皆可出现呕吐。神经性呕吐则是由自主神经功能失调引起胃肠功能紊乱所致的一种疾病,往往在进食后突然发生呕吐,吐前无痛苦表情,吐时毫不费力,一般无明显恶心,呕吐量不多,吐后即有舒适感,并伴有癔症色彩,夸张,做作,易受暗示;间歇期完全正常,定期和周期性频繁呕吐,与食物性质、进食多少无明显关系,只进稀食时更易呕吐;各种检查均未发现器质性病变。

一、病因、病机新论及辨证探要

(一)传统认识

中医学认为,呕吐的发生与外邪犯胃、饮食不节、情志失调、体虚劳倦有关。胃主受纳,和降为顺,若气逆于上则发为呕吐。属于实者,或外感风、寒、暑、湿之邪、秽浊之气侵犯胃腑,通降失职;或饮食不节,脾胃受损,食滞不化;或肝气郁结,横逆犯胃,胃气不得下行;或忧思伤脾或劳倦内伤,脾胃运化失常,痰饮内生,积于胃中,可致胃气痞塞,升降失调,气逆作呕。属于虚者,久病脾虚,纳运无力,胃失和降而发生呕吐。本病病位在胃,与肝、脾关系密切,基本病机是胃失和降,胃气上逆。

(二)现代新论

现代中医认为,神经性呕吐属情志致病,情志拂郁,肝失条达,气失疏泄,肝气郁结,横逆脾胃,气机不调,升降失常,则致呕吐;或思虑伤脾,脾气郁结,脾失健运,聚湿生痰,痰气郁结,气机失调,胃失和降,导致呕吐。病位虽在胃,但其因则在肝或脾的功能失常。

有人认为胃津损伤是神经性呕吐的重要病理变化。神经性呕吐具有病程长,反复发作的特点,特别是重症患者,久治不愈的呕吐往往损伤胃津;或因肝气郁滞,郁久也易化热,火热伤津,均可致胃失濡养,和降失常。因此,胃津耗伤是神经性呕吐加重或迁延不愈的重要病理。

有人认为神经性呕吐正气亏虚是病变的基础。根据《圣济总录》"所谓虚者,或其本无内伤,而又无外感,而常为呕吐者,此即无邪,必胃虚也。或微遇寒,或微遇劳,或遇饮食稍有不调,或肝气微逆即为呕吐者,总胃虚也"的论述,因此认为神经性呕吐的发生往往离不开正气亏虚。

(三)辨证探要

神经性呕吐病位在胃,与肝、脾密切相关,多由肝气郁滞起病,久则影响他脏,由实转虚,故临诊时要明辨病性虚实。临床常根据病程长短、呕吐程度、呕吐物的量质及兼证、舌脉进行辨证。一般初期多为实证,属于肝气犯胃、肝脾不和,病久多见虚实夹杂之证,多辨为脾胃虚寒、胃阴不足。

二、古代治疗经验

呕吐在古代针灸文献中被描述为呕、吐、涌出、走哺、口出清涎、口中转屎等,与西医学中的神经性呕吐,以及胃炎、幽门痉挛或梗阻、胆囊炎、迷路和脑病等引起的呕吐相关。早在《素问·刺疟篇》中已记载:"病至则善呕,呕已乃衰,即取之。"至清末为止,针灸治疗呕吐的文献共达 400 多条。

(一)选穴特点

1.循经选穴

(1)多选任脉穴,最常用的腧穴包括中脘、巨阙、气海、上脘、关元、神阙、膻中等。

(2)多选膀胱经背俞穴:背俞穴是脏腑之气输注之处,现代医学又认为,控制胃的交感神经从背部脊髓(T6~T9)发出,因此,刺激与胃等消化道器官相关的背俞穴,能够调整相关器官功能,降逆止呕,常用脾俞、膈俞、胃俞、心俞、三焦俞等。

(3)多选肾、脾、胃经穴:肾、脾、胃经都循行在胸腹部,与胃等消化道器官紧密相关,肾经循行紧靠正中线两旁,脾经属脾络胃,胃经属胃络脾,故常选三经腧穴,常用穴为太溪、幽门、腹通谷;太白、三阴交、大都、商丘、公孙;足三里、天枢、丰隆等。

(4)选用心包、肺经穴:心包经起于胸中,下膈,历络三焦;肺经起于中焦,下络大肠,还循胃口,上膈属肺,故两经与胃等消化道器官也有密切的关系。常用穴是大陵、间使、内关、尺泽、太渊、列缺等。

(5)古籍文献中还选用经外奇穴治疗本证,如《外台秘要》载:"旁庭:在胁堂下二骨间陷者中,举腋取之,灸三壮,主……呕吐喘逆。"《玉龙歌》道:"若患翻胃并吐食,中魁奇穴莫教偏。"可作为临床参考。

2.分部选穴

(1)多取胸腹部穴:此属局部选穴法。如《行针指要歌》曰:"或针吐,中脘、气海、膻中补,翻胃吐食一般针,针中有妙少人知。"《席弘赋》道:"阳明二日寻风府,呕吐还须上脘疗。"

(2)选用足三阴下肢穴:足三阴经上行至胸腹部,故治疗常取足阴部穴。如《子午流注针经》,太白主治"吐逆霍乱胸中痛,下针一刺得安宁"。《针经指南》称:"公孙:中满不快反胃呕吐(胃)。"《类经图翼》载:"肾疟呕吐多寒,闭户而处,其病难已,太溪、大钟主之。"

(3)选用手三阴前臂穴:手三阴循行于胸,故也取手臂阴面穴。如《千金要方》曰:"干呕不止,粥食汤药皆吐不停,灸手间使三十壮,若四肢厥,脉沉绝不至者,灸之便通,此起死人法。"《杂病穴法歌》道:"汗吐下法非有他,合谷内关阴交杵。"《素问病机气宜保命集》称:"哕呕无度,针手厥阴大陵穴。"

(4)选用上背部穴:上面已述本证多取背俞穴,故《千金要方》载:"吐呕逆不得食,今日食明日吐者,灸膈俞百壮",又曰:"吐逆呕不得食,灸心俞百壮。"

(5)也选头部穴:头脑部的疾病也可导致呕吐,因此古人也取头部穴。如《针灸甲乙经》载:"风眩善呕烦满,神庭主之,如颜青者,上星主之","头痛颜青者,囟会主之。"《玉龙歌》道:"头风呕吐眼昏花,穴取神庭始不差",皆属此例。

3.对症选穴

热吐,选用清热泻实之穴,如《针灸甲乙经》曰:间使主"热病烦心善呕"。大椎主"伤寒热盛烦呕"。《脉经》载:"寸口脉细,发热呕吐,宜服黄芩龙胆汤,吐不止,宜服橘皮桔梗汤,灸中府。"

寒吐,选用温阳祛寒之穴,如《针灸甲乙经》载:关元主治"寒气入小腹,时欲呕"。《针灸大全》云:"胃虚冷,呕吐不已:内庭、中脘、气海、公孙。"

虚吐,选用补益之穴,如《扁鹊心书》治疗吐泻欲脱阳者,"急灸关元三百壮"。《神应经》曰,气海治疗"胆虚呕逆"。

食滞吐,选用与脾胃相关之穴,如《千金翼方》灸胃脘治疗"饮食不消吐逆"。《类经图翼》云:"吞酸呕吐食不化:日月、中脘、脾俞、胃俞。"

肝逆吐,选用与肝胆相关之穴,如《针灸甲乙经》曰:"胁下支满呕吐逆,阳陵泉主之。"

外感吐,配合选用解表穴,如《医学纲目》曰:"秋感风寒湿者为皮痹,久而不已则内入于肺,病烦满喘呕,取太渊、合谷。"

(二)针灸方法

1.常用针刺

古人治疗本证常用针刺治疗,选用胃脘局部穴位,如《针灸集成》曰:"呕逆不得食""只针中脘穴,神效。"又如《医学纲目》称:"中脘:三寸,治呕逆,使气往来为效。"此处要求针入三寸,当已刺入胃体,患者不但有得气感,而且感到"气往来"。古人也重视补泻手法,如《太平圣惠方》治疗"吐利",取上脘,"针入八分,得气,先补而后泻之"。《针方六集》云:"三焦受寒吐涎,单补(关冲)""应穴支沟";《循经考穴编》认为,正营可"治痰饮头晕,呕吐不已""宜先泻后补"。

2.重视熨灸

艾灸的作用主要为温热刺激,对于虚证、寒证、阴证之呕吐尤为适宜。《循经考穴编》论三焦俞主治"三焦受寒,口吐清涎,可灸七壮"。《伤寒论》中对于少阴病之"吐利",予以灸少阴、厥阴。此外,根据"热因热用"理论,艾灸也可用于实热阳证,如《素问·病机气宜保命集》治疗热厥呕吐时,"灸太溪、昆仑"。

艾灸治疗本证常用隔物灸法,如《千金翼方》"纳盐脐中灸二七壮",治疗霍乱吐泻。《针灸逢源》"急以葱白紧缚放脐上,以艾火灸之,使热气入腹",治疗大吐大泻之"脱阳"证。

古人又用热熨脘腹以解痉止吐。如《针灸资生经》载:"盐半斤,炒,故帛裹就热熨痛处,主呕吐,若心腹痛而呕,此寒热客于肠胃云云。"《奇效良方》载:"治三阴中寒,一切虚冷厥逆呕哕,阴盛阳虚之证""肥葱、麦麸、沧盐""同炒极热""熨脐上"等。

3.刺络放血

对于邪盛之呕吐,古代应用放血法来治疗,如《灵枢·四时气》曰:"善呕,呕有苦""取三里以下胃气,则刺少阳血络以闭胆逆。"《针灸甲乙经》谓:"热病汗不出,善呕苦""上下取之出血,见血立已。"

三、临床治疗现状

(一)呕吐的针灸治疗

1.耳针

选穴:胃、食管、口、神门、交感、皮质下、脾、肝。

方法:①压丸法,两耳交替治疗,2～3天更换1次,3次为1个疗程。②毫针刺,每次选3～4穴,酌情选用中、强刺激,每天1次,留针30分钟。③耳穴埋针,每次选2～3穴,2～3天更换1次,3次为1个疗程。

2.穴位注射

选穴:足三里。

方法:选用甲氧氯普胺注射液或维生素 B_1、维生素 B_6 注射液,取双侧足三里,得气后将药液缓慢注入,每穴 0.5～1.0 mL,每天或隔天 1 次,一般治疗 1～3 次。

3.穴位贴敷

选穴:神阙、中脘、内关、足三里、涌泉。

方法:①将生姜切成2～3分厚,如一元硬币大小,贴于穴上固定。②或将伤湿止痛膏剪裁,直接贴敷于穴上。③对于寒性呕吐者,取涌泉穴,用醋或开水将吴茱萸细末调成膏状,敷于穴上,一般敷药后1～4小时见效取下。

4.皮肤针

选穴:第4～12胸椎旁开1.5寸足太阳膀胱经,上腹部任脉、足阳明胃经循行部位。

方法:中等刺激,由上向下循序叩打3～4遍,至皮肤潮红为度,每天或隔天1次,3次为1个疗程。

5.麦粒灸

选穴:中脘、脾俞、胃俞。

方法:每次每穴施灸3～4壮,每天或隔天1次。适用于寒性呕吐。

(二)神经性呕吐的治疗

1.常用方案

(1)方案一。

选穴:主穴选内关、足三里、公孙、太冲、期门。当胸胁胀满加支沟、阳陵泉;

伴嗳气、呃逆加膻中、膈俞；头晕、失眠加风池、神门。

方法：中脘用平补平泻法，余穴均用毫针泻法，强刺激，留针 20～30 分钟。隔天 1 次，5 次为 1 个疗程。

（2）方案二。

选穴：足三里、内关。

方法：用 5 mL 注射器，6 号针头，抽取舒必利 2 mL。取双侧足三里穴位常规消毒后，垂直刺入，出现酸麻胀针感，回抽无血后快速推药各 0.5 mL；双侧内关穴，常规消毒后，垂直刺入，出现针感后，快速推药各 0.5 mL。每天 1 次，连续注射 3 天以巩固疗效。

（3）方案三。

选穴：耳穴交感、皮质下。

方法：严格无菌操作。取一侧耳穴，用 1 mL 注射器配 4 号针头抽取维生素 B_1 注射液 10 mg、维生素 B_6 注射液 5 mg，以左手固定耳郭并把穴位皮肤绷紧，右手将注射器针头刺入耳穴皮下与软骨之间，针头斜面向下，缓慢推注药液 0.1 mL，使局部呈丘疹大隆起，注射完毕后以消毒干棉球轻压穴位，注射 5 分钟后无效者注射对侧耳穴。

2.神经性呕吐针灸治疗切入点

神经性呕吐的发生机制非常复杂，加之食入即吐的临床特点，致使目前没有任何一个止吐药可以完全有效地对其加以控制，而针灸具有快捷的整体调节的作用特点，有较好的迅速止呕的治疗特点，故有较大的临床应用价值。

（1）明辨情志致病特点，疏肝解郁治疗为先：神经性呕吐在病因、症状方面均具有精神因素特征，而针灸在治疗癔病、精神性疾病方面有独特的治疗优势，在治疗该病时配合相应穴位，可起到联合治疗效果。因此，治疗时尤其要明辨情志致病的特点，强调疏肝解郁为本病的主要治则。

（2）发挥针刺方法优势，注意选用穴位注射治疗：由于神经性呕吐具有食入即吐的特点，药物很难发挥作用，而针灸治疗既有明显的止呕作用，又无不良反应，已成国内外的研究热点。尤其是穴位注射方法的运用，既发挥了药物作用，又发挥了针灸优势，且临床可重复性强，利于该疗法的推广应用。

3.针灸治疗思路

针灸治疗神经性呕吐时，当辨清急缓虚实，明施补泻。但无论病属虚实，其病变脏腑总以脾胃为主，经脉涉及任脉、脾经、胃经、肝经。故针灸治疗时，无论何种证型，任脉中脘、心包经内关、胃经足三里均为必选之穴，然后再辨证对症配穴。尤其要明辨情志致病的特点,强调疏肝解郁,选取肝俞、太冲、内关等穴。

在针灸方法上,毫针为主要治疗方法,实证用泻法;虚证用补法,虚寒者针灸并用。中脘穴宜用平补平泻法,勿强刺激,以免引起胃脘部不适。此外,耳针疗法、穴位注射疗法、穴位贴敷疗法、皮肤针疗法、麦粒灸等,可单独使用或与体针结合提高疗效。

4.针灸治疗神经性呕吐的疗效特点

针灸治疗本病起效较快,对于急性发作时效果更好。但是,单纯针刺止呕效果维持的时间不够长久,选用电针或温针灸、艾灸可提高疗效并延长疗效持续时间,尤其是穴位注射法也常采用。

四、研究动态

神经性呕吐针灸临床报道较多,但多以个案或简单的临床观察为主,文献水平一般,从循证医学角度上,很难作为一线证据进行临床推广。另外,相关的针灸实验研究报道也较少。

目前,对于神经性呕吐疗效的评价,一般基于呕吐症状消失与否或减轻程度、精神及日常生活改善状况等进行评价。可以参考的标准是:

(1)按1981年世界卫生组织抗癌药物急性与亚急性毒性反应分度标准。0度为无恶心呕吐;Ⅰ度为有恶心;Ⅱ度为每天有暂时性呕吐;Ⅲ~Ⅳ度严重呕吐需要治疗或难治性呕吐。控制标准为:完全控制为0度反应;有效为0~Ⅰ度反应;无效为Ⅱ~Ⅳ度反应。以化疗后24小时作为观察评定点,24小时内发生呕吐称急性呕吐,24小时后出现呕吐称迟发性呕吐。

(2)参考中华人民共和国卫生部制定颁布的《中药新药临床研究指导原则》,分为临床痊愈、显效、有效、无效4级。

(3)参考国家中医药管理局《中医病证诊断疗效标准》,分为治愈、显效、有效、无效4级。

五、展望

在前人针灸治疗呕吐的基础上,现代临床也积累了一些针灸治疗神经性呕吐的经验。已有用各种针灸方法或与西药结合治疗的报道,表明针灸治疗本病有较为肯定的疗效,且与药物相比,针灸治疗具有起效较快、疗效较好、无不良反应的优点。但是,现在临床研究中,还缺乏遵循循证医学原则科学设计、实施的研究报告,还不能客观全面地评价针灸的疗效。

因此,在今后的临床研究中,首先要以提高疗效为目的,进一步探讨埋针、埋线、穴位注射等方法的确切疗效,探讨针药并用的有效性、可行性、重要性;其次要从腧穴选择、刺激量确定、治疗时机等不同角度,通过对临床疗效观察、病理机制研究、腧穴特异治疗作用的研究等,进行符合临床科研要求的多中心、大样本、随机对照的研究,以筛选优效腧穴,优化针灸治疗方案。

第二节 呃 逆

呃逆是指胃气上逆动膈,气逆上冲,出于喉间,呃呃连声,声短而频,不能自制的一种病证。该病证在胃肠疾病中较为常见,亦可在心脑、肝胆、肾膀胱等病证中出现。

西医学中的单纯性膈肌痉挛即属呃逆范畴。其他疾病如胃肠神经官能症、胃炎、胃扩张、肝硬化、脑血管病、尿毒症,以及胃、食管手术后、药源性或其他原因引起的膈肌痉挛,均可参考本节辨证论治。

一、病因、病机新论及辨证探要

(一)传统认识

中医学认为,呃逆病位在胃,其发病与胃失和降,胃气上逆有关。凡饮食不节,损伤胃阳及过食生冷辛热,燥热内生,致气机不利;或恼怒伤肝,肝气横逆犯胃;或久病脾胃虚弱、禀赋不足,中阳亏虚,不能温养胃阳,胃气衰败;或热病耗伤胃阴、汗下太过,损伤胃津,均可使胃失和降,气逆动膈而成呃逆。

(二)现代新论

膈肌痉挛由胃气上逆动膈而成,饮食、情志因素,或正气亏虚,或寒、热、痰、郁,皆可致胃失和降,胃气上逆。随着现代科学的进步,膈肌痉挛的病位在膈已经得到广泛认可。膈下为胃,膈上为肺,二脏与膈位置临近,且有经脉相连属。手太阴肺经,还循胃口,上膈、贯肺,以致胃、膈、肺三者紧密相连。膈位于肺、胃之间,若肺失肃降或胃气上逆,皆可致膈间气机不畅,逆气动膈,上出喉间,发出呃呃之声。另外肺胃之气的和降,尚有赖于肾气的摄纳,若久病及肾,肾失摄纳,则肺胃之气不能顺降,可上逆动膈而发呃逆。胃之和降,还赖于肝之条达,若肝气拂郁,失于条达,横逆犯胃,气逆动膈,亦成呃逆。可见,膈肌痉挛病位虽在膈,但病机关键在于胃失和降,胃气上逆动膈。胃气上逆除胃本身病变外,尚与肺之肃降、肾之摄纳、肝之条达有关。

(三)辨证探要

膈肌痉挛,要从病情轻重、呃声高低、全身兼症等方面辨证。

1.辨病情轻重

首先必须分清是生理现象还是病理反应,一时气逆而发的暂时性膈肌痉挛,属生理情况,无需治疗。若痉挛反复发作,兼次证明显,或出现在急慢性疾病过程中,则多属病理性反应引起的痉挛。若膈肌痉挛发于老年正虚,重病后期,或大病卒病之中,呃逆连续不断,呃声低微,气不得续,饮食难进,脉细沉伏,是元气衰败,胃气将绝之危候。

2.辨虚实寒热

实证呃声响亮有力,连续发作;虚证呃声时断时续,声音较低;寒证呃声沉缓,面清肢冷便溏;热证呃声高亢而短,面红肢热,烦渴便结。

3.辨脏腑病位

膈肌痉挛病位在膈,但病机为胃气上逆,又与肺、肾、肝功能失常关系密切,故要根据全身兼症,辨主病脏腑是在肺、在肾、在肝之不同。

二、古代治疗经验

古之"哕"字,在现代语言中解释为呃逆,或干呕,或喷嚏。早在《灵枢·口问》中已记载:"人之哕者……补手太阴,泻足少阴。"至清末为止,针灸治疗本证文献共达100多条。

(一)选穴特点

1.循经选穴

(1)多选任脉穴:因为呃逆病位在膈,主要涉及胃腑,而任脉循行于人体前正中线,与这些脏腑、器官密切相连,故治疗多取本经腧穴。常用穴为中脘、巨阙、关元、上脘、气海等。

(2)多选膀胱经穴:因为脏腑之气输注于膀胱经背俞穴,故刺激与胃、膈等相关的背俞穴,可以调整胃腑功能,起到止逆的作用。常用穴为肝俞、胆俞、大杼、膈俞、脾俞、意舍等。

(3)常选胃经穴:因呃逆、干呕均与胃相关,而胃经"下膈,属胃,络脾",故治疗常取胃经穴。常用穴为足三里、承满等。

(4)有时也选心包经和肺经穴:手三阴经循行于胸脘部,其中心包经"起于胸中,出属心包络,下膈,历络三焦";肺经"起于中焦,下络大肠,还行胃口,上膈属肺";因此治疗本证又选取心包经、肺经穴。常用穴为间使、劳宫;太渊、中府、少商等。心经"出属心系,下膈,络小肠",当也与本证相关,因此古人也取心经穴。

2.分部选穴

(1)多选胸脘腹部穴:因本证病位在胃与膈,故常选胸脘腹局部穴。如《医心方》曰:"治霍乱呕哕吐逆,良久不止方:灸巨阙并太仓各五十壮。"《千金要方》言:"哕噫呕逆,灸石关百壮。"此外还取期门、乳根、幽门、中府、膻中等。本证病机为气逆上行,而小腹部含"脐下肾间动气",因此治疗气证多取小腹部任脉穴。如《医学纲目》言:"治呃逆,于脐下关元穴灸七壮,立愈,累验。"《寿世保元》语:"呃逆咳逆,灸气海三五壮。"小腹部的其他常用穴还有天枢、神阙等。

(2)多选上背部膀胱经背部穴:如《西法针灸》载:"慢性胃加答儿"(即慢性胃炎)具"食欲缺乏,哕恶呕吐,呃逆嗳气"之症,治疗方法为:"灸六壮,或施阶段灸"。"灸六壮法者""即七、九、十一椎下左右各一寸五分处点之也";"阶段灸法者""即七、八、九、十、十一椎下左右各五分处点之也,前法得六壮,此则得十壮。"

(3)选用上肢阴面穴:这是本证选取心包、肺等经穴的缘故。如《针灸甲乙经》言:"寒热善哕,劳宫主之。"《针灸逢源》曰:"肺主为哕,取手太阴(太渊)。"

(4)重视末端腧穴:由于人体末部的神经末梢较为丰富,针灸刺激可产生较强的感觉,从而产生明显的调整作用。如《外台秘要》曰:"哕逆者灸涌泉。"《奇效良方》治"女人干哕呕吐"取"独阴二穴,在足第二趾下横纹中""灸五壮"。敦煌医书中的《火灸疗法》治疗"打呃逆不止并感疼痛""于头顶囟门和从眉毛往上量一寸处……脚背中,中指对直处等各处灸之""各灸九次即可"。

(5)重视关节部穴:如《采艾编翼》曰:"塞呃:扭于肘向肚,将两肘尖各小炷五壮。"敦煌医书中的《火灸疗法》治疗"打呃逆不止并感疼痛,"取"拇指以上,手腕以下,两根硬筋络间,""灸九次即可"。

3.对症选穴

治疗虚寒哕,选中脘、关元、神阙、肾俞、膏肓俞、足三里等具有温补作用之穴。如《针灸资生经》中"伤寒呕哕"曰:"若气自腹中起,上筑咽喉,逆气连属不能出,或至数十声上下,不得喘息……谓之哕,宜茱萸丸,灸中脘、关元百壮,未止,灸肾俞百壮。"《奇效良方》曰:"治三阴中寒,一切虚冷厥逆,呕哕,阴盛阳虚之证……熨脐上。"

治疗实热哕,选劳宫、间使等具有清泻作用之穴。如《针灸甲乙经》曰:"热病发热,烦满而欲呕哕……劳宫主之。"《类经图翼》载:间使"治热病频哕"。

(二)针灸方法

古人多用艾灸施治,这是本证以寒型、虚型为多的缘故。如《外台秘要》"灸涌泉";《采艾编翼》灸"两肘尖"均为例。在胸腹部诸穴中,古人重视灸期门与乳下穴。如《医学纲目》中的"产后哕"载:"噫呃服药无效,灸期门必愈。"《卫生宝鉴》曰:"治一切呃逆不止,男左女右,乳下黑尽处一韭叶许,灸三壮,病甚者灸二七壮。"《类经图翼》亦曰:"哕逆:乳根,三壮,火到肌即定;其不定者,不可救也。""火到肌即定"显示出艾灸乳下穴的良好疗效。

古人治疗本证也常用针刺法,达到降气平逆的目的。如《素问病机气宜保命集》言:"哕呕无度,针手厥阴大陵穴。"《医学纲目》语:"刺哕,取乳下黑根尽处,及脐下三寸,皆大验也。"根据病情的虚实,古人又施以补泻手法,如上述"取肾经穴"中《灵枢·口问》曰:"人之哕者……补手太阴,泻足少阴。"《太平圣惠方》载:上管主"心中闷,发哕……针入八分,得气先补而后泻之。"又如《席弘赋》中"气上攻噎"的治疗方法:"便于三里攻其隘,下针一泻三补之""噎不住时气海灸,定泻一时立便瘥。"这里采用了针刺足三里与艾灸气海相结合的方法。

除艾灸与针刺之外,刺血、外敷、熨法等也被广泛应用。如《针灸甲乙经》采用刺血疗法以泻其实邪:"疟,寒厥及热厥,烦心善哕,心满而汗出,刺少商出血立已。"《续名医类案》用外敷法治疗呃逆:"陆茂才父,年七十……二便仍秘,且呕恶发呃……外以田螺、独蒜捣烂系脐下,二便既行,呕呃遂止。"《奇效良方》采用熨法治疗"一切虚冷厥逆,呕哕"具体方法:将"肥葱、麦麸、沧盐……同炒极热……熨脐上"。

三、临床治疗现状

(一)呃逆的治疗

1.穴位注射

选穴:足三里、内关、膈俞。

方法:可选腺苷钴胺或生理盐水、维生素 B_{12} 注射液等药物。①将 1 mg 腺苷钴胺融入注射用水 3 mL 中稀释后进行穴位注射,直刺,略捻转,待局部得气回抽无血时将药物缓慢注入,每穴注射 0.5 mL,出针后轻按针孔。隔天 1 次,5 次为 1 个疗程。②注射生理盐水,每穴 1～2 mL,隔天 1 次,5 次为 1 个疗程。③注射维生素 B_{12} 注射液,每穴 0.5～1 mL,隔天 1 次,5 次为 1 个疗程。

2.眼针

选穴:3、5、7 区。

方法:常规消毒后,令患者闭目,术者左手轻压眼球并绷紧眼皮,右手持针,在距眼眶边缘2分许的穴区轻轻沿皮横纹刺入。留针15～20分钟,每天1次,重者可每天2次。

3.艾灸

选穴:中脘、气海、关元、足三里、三阴交。

方法:采用温和灸,每穴3～5分钟,以穴区有温热酸胀感,局部皮肤潮红为度。每天1次,3次为1个疗程。

4.耳针

选穴:膈、脾、胃、神门、肝。

方法:双耳交替选用,贴压王不留行籽,3天更换1次,3次为1个疗程。

(二)膈肌痉挛的治疗

1.常用方案

(1)方案1:针刺。

选穴:公孙、内关、足三里、膈俞、中脘、合谷。

方法:常规针刺,实证用泻法,虚证用补法,留针30分钟,每天1次,3次为1个疗程。

(2)方案2:电针。

选穴:膈俞、肝俞、脾俞。

方法:针尖向脊柱方向平刺,得气后左右两穴分别连接一对电极,选用5～10 Hz疏波,每次30分钟,每天1次,3次为1个疗程。

(3)方案3:温和灸。

选穴:气海、关元、足三里、中脘。

方法:适用于术后休质虚弱、肿瘤放化疗后以及长期卧床患者。艾条点燃后距穴位皮肤2～3 cm,按上述穴位从上到下依次熏灸,每穴3～5分钟,以穴区有温热酸胀感,局部皮肤潮红为度。熏灸时要注意观察皮肤的变化,对于意识障碍或局部感觉迟钝的患者,可将示、中两指分张,置于施灸部位两侧,以免烫伤。每天1次,7次为1个疗程。

2.膈肌痉挛针灸切入点

(1)针对病机特点,有效控制症状:针灸治疗膈肌痉挛一般具有良好疗效。本病症虽可因饮食、情志、寒、热等多种因素,导致胃之器质性或功能性疾病,但基本病机特点是"胃气上逆动膈",胃失和降,因此只要抓住该病机特点,辨证论治,平降胃气,就能迅速有效地控制症状。

（2）明确病因,注重原发病治疗:对于多种慢性疾病引起的膈肌痉挛,单纯平降胃气,只能在一定程度上控制症状,要取得理想的治疗效果,必须重视原发病的中西医治疗。如严重感染引起者要抗感染,药源性的顽固性呃逆应及时停药处理,再配合针灸治疗。另外,针灸对一些顽固性呃逆也值得积极介入,如针灸可以减轻或消除肿瘤化疗所致的顽固性呃逆,避免了西药治疗中出现的明显不良反应及病情容易反复的缺点。对某些患者单一的针灸或西药均难获取稳定的疗效,针药结合既能明显提高疗效,又能减轻西药不良反应,有较好的利用价值。

3.针灸治疗思路

针灸治疗膈肌痉挛,主要有两种选穴思路。第一种以中医辨证论治为依据,抓住胃气上逆的病机特性,以降逆、理气、调气为法,选择循行过膈的经脉和特定的腧穴,常选用任脉穴、肝脾经穴及背俞穴,局部取穴和远端取穴相结合,通过疏通经络,调整气血及脏腑功能而达到治病目的。第二种以西医学为理论选取腧穴。现代医学对于膈肌的解剖特点及神经支配已有较清楚的认识,已知控制膈肌的膈神经由颈部脊髓 3～5 神经根发出,因此针刺颈夹脊 3～5,可治疗膈肌痉挛;背俞穴的电刺激也会通过不同脊髓节段的神经联系,最终对膈神经产生影响而发挥作用。

治疗中应灵活选择各种针灸方法,如果针刺、艾灸等常用方法治疗不够理想时,电针、穴位注射、耳针、芒针、埋针、刮痧等方法有时会产生作用;对于顽固性呃逆,常选用穴位注射法。

本病多数与饮食及情志因素有关,因此节制饮食,调畅心情,重视精神、饮食卫生,加强综合治疗能够提高针灸疗效。

4.针灸治疗膈肌痉挛的疗效特点

呃逆病位在膈,病因较为复杂,疗效差异很大。对于实证者疗效尤为显著,一时性的膈肌痉挛,大多病情较轻,针刺疗法往往能针到呃止;但年老体虚、慢性病导致的久呃者,疗效稍差,应针药并用;对于持续性和反复发作的功能性膈肌痉挛,在辨证论治基础上,抓住其气逆的病机特性,经针灸治疗,也多能痊愈;对久治不愈者,必须明确病因,综合治疗,以免延误病情;若在急慢性疾病的严重阶段出现呃逆不止,多属胃气衰败,预后不良,针灸疗效较差,必须中西医结合并采取急救措施。

顽固性呃逆是治疗中的一个棘手问题,中、重度顽固性膈肌痉挛在临床诊断和治疗上仍是难点。发生于器质性疾病如中风后呃逆、肿瘤并发呃逆、术后等顽固性呃逆的患者,发病机制不十分清楚,西医治疗手段有限,疗效不够确切,但国内有较多的针灸治疗顽固性呃逆的报道,显示了针灸对该病症的良好疗效。

四、研究动态

膈肌痉挛既是一个病,也是一个症状。该病症在发作时可是阵发的、规律的,也可以是周期性的、无规律的、一过性的,少数可几乎伴随终身。目前,针灸治疗膈肌痉挛主要是针对功能性者,但该病症也与很多器质性疾病密切相关,在临床治疗时,当予以诊断排除,以防延误病情。至今尚无原发病病因控制情况及针灸治疗该病作用机制的实验研究文献报道。

对于针灸治疗膈肌痉挛的疗效评价,目前主要通过呃逆症状的痊愈、好转、无效进行分级,但应用标准仍不统一,临床报道有依据孙传兴主编人民军医出版社出版的《临床疾病诊断依据治愈好转标准》制定的,多数则用自拟标准评定疗效。

五、展望

针灸治疗呃逆具有悠久历史,疗效值得肯定。但目前文献中大部分是个人临床经验的总结,少有完全按照随机化、对照、盲法的科研方法进行的临床研究报道,相当一部分还缺乏严格的科学设计;对于治疗呃逆的不同针灸方法也缺少系统的对比研究,因此对系统评价某一疗法的确切疗效带来了一定困难。此外,针对呃逆的发病特点来讲,复发率的研究亦具有重要意义,但目前还少有后期随访的报道。

另外,目前对于顽固性呃逆还没有一个明确、规范的定义和诊断标准,导致临床研究上常按个人的理解设立纳入和排除标准,这也给临床评判某一疗法的确切疗效带来一定困难。但针灸对一些顽固性呃逆的疗效是值得充分肯定的,如肿瘤化疗所致的顽固性呃逆、中风后呃逆、腹部手术后呃逆等,已渐有临床报道,值得进一步研究。

第三节 泄 泻

泄泻是以排便次数增多,粪质稀薄或完谷不化,甚至泻出如水样为特征的病症。古代将大便溏薄而势缓者称为泄,大便清稀如水而势急下者称为泻,现临床一般统称泄泻。一年四季均可发生,但以夏秋两季较多见。

西医学的急慢性肠炎是由于由饮食不当、食物中毒等引起,多为大肠埃希菌、沙门菌等造成的急性肠道传染病,属于中医泄泻范畴。在分析其病因、病机、辨证规律及借鉴古人针灸治疗经验时,应考虑到两者的联系与区别。凡属于消化器官发生功能或器质性病变导致的腹泻,如肠结核、肠道激惹综合征、溃疡性结肠炎、吸收不良综合征等均可参考本证辨证论治。

一、病因、病机新论及辨证探要

(一)传统认识

中医学认为泄泻多由感受外邪,或饮食失节,加之起居不慎,或七情内伤,影响脾之运化引起泄泻;或自身脾胃虚弱、肾阳虚衰,脾失温煦,运化失职,水谷不化而生泄泻。本病病位在肠,但关键病变脏腑在脾胃,尚与肝肾有密切关系。外邪以湿邪最为重要;内伤以脾虚为关键。其他脏腑只有影响脾之运化,才可致泻。

(二)现代新论

急慢性肠炎多由于细菌及病毒等感染所致。主要表现为上消化道症状及程度不等的腹泻和腹部不适,随后出现电解质和液体的丢失。中医学认为急慢性胃肠炎可由暑热风湿外袭,内犯胃肠,与食积相搏,壅阻不去,损及胃肠而形成;或饮食自倍,肠胃伤损,消化与传送失司所致;也可由情志、食物中毒、各种慢性疾病所致。

二、古代治疗经验

本证在古代针灸文献中被描述为泄、泻、利、洞下、膈洞、注下、大便数注、滑肠等,与西医学中由于消化器官病变所引起的腹泻相关,包括急、慢性肠炎、肠结核、胃肠神经功能紊乱等。古代"利"和"痢"两字时有通用,故阅读文献时当注意辨析之。早在秦汉时期,《素问》中已有治疗"飧泄"的记载,其方法是"刺太阴、阳明、少阴血者"和"泻然筋血者"。至清末为止,针灸治疗本证文献达数百条。

(一)选穴特点

1.循经、分部选穴

(1)选任脉、胃经腹部穴:此是局部选穴原则的体现。常用穴是关元、中脘、神阙、气海、水分、上脘,天枢等。如《罗遗编》曰:"泄泻日久垂死穴,无论大小一切,但于天枢、气海、中脘,灸五七壮,神效无比。"《世医得效方》谓:"泄利不止,灸脐中,名神阙穴,五壮或七壮,艾炷如小箸头大,及关元穴三十壮。"《景岳全书》曰:"泄泻之病,多见小水不利,水谷分则自止。"故又当取腹部等处的穴位来利尿止泻。

(2)选足三阴经下肢穴:常用穴为阴陵泉、三阴交、隐白、太白、公孙;然谷、太溪、照海;太冲、曲泉、章门等。如《脉经》曰,治本证可灸"商丘、阴陵泉皆三壮";《外台秘要》认为三阴交可治疗"虚则腹胀腹鸣,溏泄,食不化";《西江月》云:"泄泻公孙立应。"

(3)取下背部穴:常用的是脾俞、肾俞、大肠俞、胃俞、三焦俞、小肠俞等穴。如《玉龙赋》云:"老者多便,命门兼肾俞而着艾。"《医心方》载"灸诸利方":"灸脊中三百壮""灸脾俞百壮""灸大肠俞百壮"。《针灸甲乙经》曰,长强主治"虚则头重,洞泄"会阳主治"泄注肠辟便血"中髎主治"大便难,飧泄"等。

(4)选胃经下肢穴:《杂病穴法歌》道:"泄泻肚腹诸般疾,三里内庭功无比。"《灵枢·邪气藏府病形》曰:"大肠病者,肠中切痛而鸣濯濯,冬日重感于寒即泄,""取巨虚上廉"。

(5)选末端穴:如《医学纲目》称:"手足自温,自利""当治阴井,隐白是也。"《脉经》谓:"诸下利,皆可灸足大都五壮。"

头部穴一般不常用于泄泻,但古人有久泻选用百会的经验。如《东医宝鉴》载:"泄泻三五年不愈穴:灸百会穴五七壮即愈,有灸至二三十壮而愈者。"

就循经选穴而言,治疗本证多取任脉、胃经、足三阴经及督脉穴。

2.对症选穴

(1)实症、热症:可结合相应经络脏腑,选配适当穴位。如《素问病机气宜保命集》认为,对于"寒热水泄""当灸大椎三五壮,立已,乃泻督也。"《千金要方》曰:"阴陵泉、隐白,主胸中热,暴泄。"《针灸人全》治疗"冒暑大热,霍乱吐泻"取列缺,配委中、百劳、曲池、十宣、合谷等。

(2)虚症、寒症:可取腹部任脉穴以温阳补气,取相应的脾胃经穴及背腧穴以健脾益胃补肾。如《东医宝鉴》曰:"泄泻如水,手足冷,脉欲绝,脐腹痛,渐渐短气,灸气海百壮。"《千金要方》称:"肾俞、章门,主寒中洞泄不化。"《玉龙歌》道:"脾泄之症别无他,天枢二穴刺休差,此是五脏脾虚疾,艾火多添病不加。"

此外,古人还认识到心神疾病与泄泻也有关系,《素问·调经论》曰:"志有余则腹胀飧泄""泻然筋血者。"《针灸甲乙经》云:"小儿痫瘛,呕吐泄注,惊恐失精""瘛脉及长强主之。"均属此例。

(二)针灸方法

1.灸法

本病的治疗当以灸法为主,常用穴位关元、天枢、中脘、神阙、气海等。如《针灸资生经》曰:"心腹痛而后泄,此寒气客于肠间云云,灸关元百壮。"《扁鹊心书》载:"老人滑肠困重,乃阳气虚脱,小便不禁,灸神阙三百壮。"《针灸逢源》称:"因大吐大泻后,卒然四肢厥冷、不省人事,名曰脱阳,俱宜以葱白紧缚放脐上,以艾火灸之,使热气入腹后,以参附姜汤救之。"对于伤寒少阴、厥阴证,亦用艾灸治疗。而艾灸还有通利小便、止泻等作用。

古人还提出了热熨法用以治疗虚寒泄泻。如《卫生宝鉴》采用葱熨法,《奇效良方》采用"外灸膏"熨法。而《东医宝鉴》则载有"封脐艾"熨法,将药"为末和匀,用绵包裹安在脐上,以纸圈围定,以熨斗火熨之为妙,""治脐腹冷痛或泄泻"。

2.针刺

针刺治疗多常规选穴,突出中脘等穴的使用。《针灸集成》曰,治疗本证"中脘针,神效"。古人也注意补泻方法,《天元太乙歌》曰:"小腹便辟最难医,气海中极间使宜,三里更须明补泻,下针断不失毫厘。"《太平圣惠方》云,取上脘治本证,"针入八分,得气先补而后泻之。"古人还特别强调气感、热感是提高疗效的关键所在。如《灵枢·四时气》曰:"飧泄,补三阴之上,补阴陵泉,皆久留之,热行乃止。"

3.敷脐疗法

古人还用药物敷脐法来治疗本证。如《奇效良方》载,"老人元气衰弱虚冷,脏腑虚滑",当将"代灸膏""贴脐并脐下,觉腹中热为度。"《名医类案》谓:"虞恒德治一人泄泻日夜无度,诸药不效,偶得一方,用针沙、地龙、猪苓三味共为细末,生葱捣汁调方,七贴脐上,小便长而泻止。"

三、临床治疗现状

(一)泄泻的治疗

1.穴位注射法

选穴:天枢、上巨虚。

方法:用小檗碱注射液,或维生素 B_1、维生素 B_{12} 注射液,每穴每次注射 $0.5 \sim 1$ mL,每天 1 次。

2.耳针法

选穴:大肠、胃、脾、肝、肾、交感。

方法:根据病因病情,每次选 3~4 穴,毫针刺,每天 1 次,每次留针 30 分钟,亦可用揿针埋藏或用王不留行籽贴压,每 3~5 天更换 1 次。

3.艾灸法

选穴:脾胃虚弱者取足三里、隐白、天枢;肾阳虚衰者取然谷、气海、足三里、肾俞、脾俞、水分、石门;肝气乘脾者太冲、天枢、足三里、行间、公孙。

方法:踝关节以下用艾炷灸,膝关节周围以及腹背部用温灸器灸治。2 种方法交替共同使用,一般治疗 15 天为 1 个疗程。①艾炷灸:穴位常规消毒后涂以凡士林,黄豆大小的艾炷置于穴上,患者热痛时更换再灸。灸 5~7 壮,以局部皮肤充血起红晕为度,休息 1~2 天又可施灸。②温灸器:将艾条烧红,插入温灸器之顶孔中,将温灸器绑扎固定在所取穴位上,以温热能耐受为宜。时间可以根据需要延长,以激发经气,热感传导至病所为原则。

(二)急慢性肠炎的治疗

1.常用方案

(1)温针。

选穴:中脘、足三里、下巨虚。

方法:选用 28 号 2.5 寸长毫针,常规操作得气后,将 1.5 cm 长的艾炷套于针柄上点燃,各灸 2 壮,留针 20 分钟。灸和针均用单侧穴位,隔天交换对侧,每天 1 次。

(2)耳针。

选穴:贲门、脾、幽门、大肠、交感、肝、神门、内分泌、皮质下。

方法:探取阳性反应点,用 1 寸针单手刺入,局部热感为度,留针 15~20 分钟,强刺激手法,每隔 5 分钟行针 1 次,每天 1 次,7 天为 1 个疗程,间隔 3 天再进行下 1 个疗程。

(3)穴位注射。

选穴:仆参、申脉、昆仑。

方法:患者仰卧位,选用维生素 B$_1$ 穴位注射,每次每穴缓慢注入 0.5~1 mL,每次总量为 2~4 mL,每天 1 次。急性肠炎每次选 2~3 个穴位,慢性肠炎每次选 1~2 个穴位。根据病情配用腰阳关、命门、中脘、关元等穴位,强刺激1分钟,加灸后留针 15 分钟。

2.急慢性肠炎针灸切入点

针灸治疗急慢性肠炎应在早期症状较轻时及时介入,可发挥较好的治疗作用;如果腹泻严重,应配合必要的输液治疗以免引起脱水及电解质紊乱等严重后果。针灸治疗可有效缓解腹痛、腹泻等症状,这与针灸调节肠蠕动,抑制肠道平滑肌痉挛和镇痛作用有关。另外,针刺可明显提高 T 细胞的免疫功能,提高网状内皮系统的活性和增强白细胞的吞噬作用,对于肠炎的恢复具有重要意义。

3.针灸治疗思路

中医学强调治病求本,泄泻的治疗总以运脾祛湿为主,暴泻应以祛邪为主,风寒外束宜疏解,暑热侵袭宜清化,饮食积滞宜消导,水湿内盛宜分利。

急慢性肠炎从中医角度看主要的病理因素是湿,脾虚湿盛是发病关键,故治疗应以运脾化湿为原则。暴泻以湿盛为主,重用化湿,用丰隆、阴陵泉、委中等;久泻以脾虚为主,当予健脾,用脾俞、胃俞、大肠俞等;因肝气乘脾者,宜抑肝扶脾,用太冲、期门等;因肾阳虚衰者,宜温肾健脾,用肾俞、关元、神阙等;中气下陷者,宜升提,用百会灸。

4.针灸治疗急慢性肠炎疗效特点

针灸治疗急慢性肠炎的疗效较好,尤其对于腹痛、腹泻症状疗效显著。对于急性肠炎,宜深刺强刺激,1~2 次治疗即会收效;对于慢性肠炎,需要治疗 3~4 个疗程,宜于针灸并用或重用灸法。对于较重的泻泄,应针药结合,采用综合疗法。

四、研究动态

针灸治疗急慢性肠炎的疗效评价主要依据国家中医药行业标准进行临床疗效判定。痊愈:临床症状消失,精神好,纳食佳,大小便正常。显效:临床症状基本控制,但大便溏不成形,每天2~3 次,精神好,纳食可。好转:临床症状明显减轻,但大便较稀,每天 2~3 次,精神好,纳食可。无效:治疗前后症状无变化。实验室指标可以观察唾液淀粉酶活性、D_2 木糖排泄率等。

五、展望

急性肠炎以邪实为主,慢性肠炎以脾虚为主,但脾虚是该病的本质,从而提示脾虚证的本质可能是以消化系统功能紊乱为主的全身功能失调的一种多因素病证,因此,补"脾气"是治愈该证的治本之法。

尽管针灸治疗急慢性肠炎均具有较好的疗效,但临床上仍存在一些问题急需解决,如针灸治疗急慢性肠炎的优化方案,针灸治疗的优势和作用环节不清,针药结合问题等;临床治疗表明慢性泻泻采用灸法疗效优越,但尚缺乏更有力的临床证据,今后在临床研究上应努力按照循证医学的原则开展研究,从而为提高针灸临床疗效和推广应用针灸疗法提供更为科学的实验依据。

第四节 便 秘

便秘是指大便秘结不通,粪便干燥艰涩难解,常常数天一行,甚至非用泻药、栓剂或灌肠不能排便的一种病证。多由大肠积热,或气滞,或寒凝,或阴阳气血亏虚,使大肠的传导功能失常,糟粕不行,凝结肠道而致。

西医学的习惯性便秘、全身衰弱致排便动力减弱引起的便秘以及肠神经官能症、肠道炎症恢复期肠蠕动减弱引起的便秘,肛裂、痔疮、直肠炎等肛门直肠疾病引起的便秘以及药物引起的便秘等属于本病的范畴。

一、辨证

大便秘结不通,排便艰涩难解,常常数天一行。根据临床表现不同可分为热秘、气秘、虚秘、寒秘等证型。

(一)热秘

大便干结,腹胀腹痛,面红身热,口干心烦,口臭,喜冷饮,小便短赤,舌红,苔黄或黄燥,脉滑数。

(二)气秘

欲便不得,嗳气频作,腹中胀痛,遇情志不畅则便秘加重,纳食减少,胸胁痞满,口苦,苔薄腻,脉弦。

(三)虚秘

气虚见大便秘结,临厕努挣,挣则汗出气短,便后疲乏,大便并不干硬,神疲气怯,舌淡嫩,苔薄,脉虚细;血虚见面色无华,头晕心悸,唇舌色淡,脉细。

(四)寒秘

大便艰涩,排出困难,小便清长,腹中冷痛,四肢不温,畏寒喜暖,舌淡苔白,脉沉迟。

二、治疗

(一)针灸治疗

治则:调理肠胃,行滞通便。以足阳明、手少阳经穴位为主。

主穴:天枢、支沟、水道、归来、丰隆。

配穴：热秘者加合谷、内庭；气秘者加太冲、中脘；气虚者加脾俞、气海；血虚者加足三里、三阴交；寒秘者加神阙、关元。

操作：主穴用毫针泻法。配穴按虚补实泻法操作；神阙、关元用灸法。

方义：天枢为大肠募穴，可疏通大肠腑气，腑气通则大肠传导功能正常；支沟可宣通三焦气机，三焦之气通畅则腑气通调；水道、归来、丰隆可调理肠胃、行滞通腑。

(二)其他治疗

1.耳针

选大肠、直肠、交感、皮质下，毫针刺，中等强度或弱刺激，或用贴压法。

2.穴位注射

选穴参照针灸治疗主穴，用生理盐水，或维生素 B_1 或维生素 B_{12} 注射液，每穴注射 $0.5\sim1$ mL，每天或隔天 1 次。

❖第十章 肾系病证的针灸治疗❖

第一节 高 热

高热是一个常见症状,许多疾病中都可看到。一般以口腔温度超过 39 ℃ 的称之为高热。中医学所谓壮热、实热、日晡潮热等,均属高热范畴。本节主要介绍感受外邪所引起者。

本证可见于西医学的肺炎、流行性感冒、流行性乙型脑炎、中暑等多种疾病。

一、病因、病机

本证与外感风热、外感暑热、疫毒侵袭、温邪入里等因素有关。

(一)风热犯肺

外感风热,从口鼻或皮毛侵袭人体,肺失清肃,卫失宣散,郁而化热。

(二)温邪内陷

温邪在表不解,内入气分,或内陷营血,邪正剧争,里热亢盛,蒸达于外。

(三)暑热蒙心

外感暑热,内犯心包,邪正交争,里热炽盛。

(四)疫毒熏蒸

外感疫毒,郁于肌肤,内陷脏腑,邪正交争,里热亢盛。

二、辨证

(一)风热犯肺

证候:发热咳嗽,微恶风寒,头痛汗出,咽喉肿痛,口渴,咳黄黏痰,苔薄黄,脉浮数。

治法:疏散风热,清肃肺气。

(二)温邪内陷

证候:邪在气分者,症见高热不恶寒反恶热,面红目赤,口渴饮冷,咳嗽胸痛,大便秘结,小便短赤,苔黄燥,脉洪数。邪在营血者,症见高热夜甚,烦躁不安,甚至神昏谵语,口燥不甚渴,或斑疹隐隐,或见衄血、便血、吐血等,舌红绛而干,脉细数。

治法:邪在气分者清热祛邪;邪在营血者清热凉血。

(三)暑热蒙心

证候:高热,烦躁不安,口渴引饮,肌肤灼热,时有谵语,甚则神昏痉厥,舌红绛而干,脉洪数。

治法:清泄暑热,开窍醒神。

(四)疫毒熏蒸

证候:高热,头面红肿热痛,咽喉腐烂肿痛,烦躁不安,或见丹痧密布肌肤,舌红,苔黄,脉数。

治法:清热解毒,泻火止痛。

三、治疗

(一)针灸治疗

1.风热犯肺

取穴:大椎、曲池、鱼际、合谷、外关、风池。

配穴:咽喉痛甚者,加少商点刺放血。

刺灸方法:针用泻法。

方义:风热犯肺,肺失清肃,故取诸阳之会大椎、手阳明经之合穴曲池解表清热。鱼际为肺经荥穴,配合谷泻肺热利咽喉。外关、风池疏风解表,清利头目。

2.温邪内陷

取穴:曲池、合谷、二间、内庭、大椎、曲泽、委中、内关。

配穴:热在营血神昏者,加中冲、少冲、水沟。斑疹吐衄便血者,加血海、膈俞。便秘者,加天枢、支沟。

刺灸方法:针用泻法。

方义:温热之邪伤及气分,多侵犯手足阳明经,故取曲池、合谷清泄热邪。二间、内庭分别为手足阳明经荥穴,善泻热邪。大椎为诸阳交会之所,取之以加强清热之力。若温热之邪内陷营血,加曲泽、委中点刺放血以清血分之热。内关清心除烦。配中冲、少冲、水沟泻热开窍。

3.暑热蒙心

取穴:曲池、合谷、大椎、曲泽、十二井穴、内关。

配穴:神昏者,加水沟、十宣。抽搐者,加太冲、阳陵泉。

刺灸方法:针用泻法。

方义:曲池、合谷为清热泻火的要穴,配诸阳之会大椎清泄暑热。曲泽为手厥阴之合穴,刺之出血,可清血热开心窍。十二井穴通于三阴三阳,调节阴阳,清热开窍。内关宣通三焦,清热宁神。

4.疫毒熏蒸

取穴:曲池、合谷、内庭、陷谷、曲泽、委中、外关。

配穴:咽喉肿痛者,加少商、商阳点刺放血。肌肤丹痧者,加膈俞、血海。

刺灸方法:针用泻法。

方义:曲池、合谷为清热泻火之要穴,配内庭、陷谷疏解肌肤郁热。曲泽、委中点刺放血,清血分之热。外关属三焦经,又是阳维脉的交会穴,可宣达三焦气机,兼有疏风清热、消肿止痛的作用。

(二)其他疗法

1.耳针

取耳尖、耳背静脉、肾上腺、神门,先在耳尖、耳背静脉用三棱针点刺出血,其余各穴用毫针强刺激,留针15~20分钟。

2.刮痧

在脊柱两侧和背俞穴及颈部、肩臂、肘窝、腘窝,用特制刮痧板或瓷汤匙蘸食油或清水刮至皮肤红紫色为度。

第二节 咳 嗽

咳嗽是肺系疾病的主要症状之一。"咳"指有声无痰,"嗽"指有痰无声。临床一般声、痰并见,故统称咳嗽。根据病因可分为外感咳嗽和内伤咳嗽两大类。外感咳嗽是外感风寒、风热之邪,使肺失宣降,肺气上逆而致。内伤咳嗽多为脏腑功能失调所致,如肺阴亏损,失于清润;或脾虚失运,聚湿生痰,上渍于肺,肺气不宣;或肝气郁结,气郁化火,火盛灼肺,阻碍清肃;或肾失摄纳,肺气上逆,均可导致咳嗽。

西医学的上呼吸道感染、急慢性支气管炎、支气管扩张、肺炎、肺结核等的咳嗽症状属于本病范畴。

一、辨证

本病以咳嗽为主要症状,临床根据病因的不同分为外感咳嗽和内伤咳嗽。

(一)外感咳嗽

咳嗽病程较短,起病急骤,多兼有表证。

1.外感风寒

咳嗽声重,咽喉作痒,咯痰色白、稀薄,头痛发热,鼻塞流涕,形寒无汗,肢体酸楚,苔薄白,脉浮紧。

2.外感风热

咳嗽气粗,咯痰黏稠、色黄,咽痛,或声音嘶哑,身热头痛,汗出恶风,舌尖红,苔薄黄,脉浮数。

(二)内伤咳嗽

咳嗽起病缓慢,病程较长,可兼脏腑功能失调症状。

1.痰湿侵肺

咳嗽痰多色白,呈泡沫状,易于咯出,脘腹胀闷,神疲食欲缺乏,舌淡苔白腻,脉濡滑。

2.肝火灼肺

气逆咳嗽,阵阵而作,面赤咽干,目赤口苦,痰少而黏,不易咯吐,引胁作痛,舌边尖红,苔薄黄少津,脉弦数。

3.肺阴亏损

干咳,咳声短促,以午后黄昏为剧,少痰,或痰中带血,潮热盗汗,形体消瘦,两颊红赤,神疲乏力,舌红少苔,脉细数。

二、治疗

(一)针灸治疗

1.外感咳嗽

治则:疏风解表,宣肺止咳。以手太阴经穴为主。

主穴:肺俞、中府、列缺。

配穴:外感风寒者,加风门、合谷;外感风热者,加大椎。

操作:毫针泻法,风热可疾刺,风寒留针或针灸并用,或针后在背部腧穴拔罐。中府、风门、肺俞等背部穴不可深刺,以免伤及内脏。

方义:咳嗽病变在肺,按俞募配穴法取肺俞、中府以理肺止咳、宣肺化痰;列缺为肺之络穴,可散风祛邪,宣肺解表。

2.内伤咳嗽

治则:肃肺理气,止咳化痰。以手、足太阴经穴为主。

主穴:肺俞、太渊、三阴交、天突。

配穴:痰湿侵肺者,加丰隆、阴陵泉;肝火灼肺者,加行间;肺阴亏虚者,加膏肓。

操作:主穴用平补平泻法,可配用灸法。

方义:内伤咳嗽易耗伤气阴,使肺失清肃,故取肺俞调理肺气;太渊为肺经原穴,可肃肺、理气、化痰;三阴交可疏肝健脾,化痰止咳;天突为局部选穴,可疏导咽部经气,降气止咳。四穴合用,共奏肃肺理气、止咳化痰之功。

(二)其他治疗

1.穴位注射

选定喘、大杼、风门、肺俞,用维生素 B_1 注射液或胎盘注射液,每次取 1~2 穴,每穴注入药液 0.5 mL,选穴由上而下依次轮换,隔天 1 次。本法用于慢性咳嗽。

2.穴位贴敷

选肺俞、定喘、风门、膻中、丰隆,用白附子(16%)、洋金花(48%)、川椒(33%)、樟脑(3%)制成粉末。将药粉少许置穴位上,用胶布贴敷,每 3~4 小时更换 1 次,最好在三伏天应用。亦可用白芥子、甘遂、细辛、丁香、苍术、川芎等量研成细粉,加入基质,调成糊状,制成直径 1 cm 圆饼,贴在穴位上,用胶布固定,每 3~4 小时更换 1 次,5 次为 1 个疗程。

第三节 哮 喘

哮喘是一种常见的反复发作性疾病。哮与喘均有呼吸急促的表现,但症状略有不同,哮以呼吸急促,喉间有哮鸣音为特征;喘以呼吸困难,甚则张口抬肩为特征。临床上二者常同时并见,其病因、病机亦大致相同,故合并叙述。本病一年四季均可发病,尤以寒冷季节和气候急剧变化时发病较多。偏嗜咸味、肥腻或进食虾蟹鱼腥,脾失健运,聚湿生痰,痰饮阻塞气道,而发为痰鸣哮喘。其基本病因为痰饮内伏。

西医学的支气管哮喘、慢性喘息性支气管炎、肺炎、肺气肿、心源性哮喘等属于本病的范畴。

一、辨证

本病以突然起病、呼吸急促、喉间哮鸣,甚则张口抬肩、不能平卧为主要症状,根据临床表现的性质不同分为实证和虚证两大类。

(一)实证

病程短,或当哮喘发作期,哮喘声高气粗,呼吸深长,呼出为快,体质较强,脉象有力。

1.风寒外袭

咳嗽喘息,遇寒触发,咯痰稀薄,形寒无汗,头痛,口不渴,苔薄白,脉浮紧。

2.痰热阻肺

咳喘,痰黏,咯痰不爽,胸中烦闷,胸胁作痛,或见身热口渴,纳呆,便秘,苔黄腻,脉滑数。

(二)虚证

病程长,反复发作或当哮喘间歇期,哮喘声低气怯,气息短促,体质虚弱,脉象无力。

1.肺气不足

喘促气短,动则加剧,喉中痰鸣,神疲,语言无力,痰液稀薄,动则汗出,舌质淡苔薄白,脉细数。

2.肺肾气虚

久病气息短促,呼多吸少,不得接续,动则喘甚,汗出肢冷,畏寒,舌淡苔薄白,脉沉细。

二、针灸治疗

(一)实证

治则:祛邪肃肺,化痰平喘。以手太阴经穴及相应背俞穴为主。

主穴:列缺、膻中、尺泽、肺俞、定喘。

配穴:风寒者,加风门;痰热阻肺者,加丰隆;喘甚者,加天突。

操作:毫针泻法。风寒者可合用灸法,定喘穴刺络拔罐。

方义:列缺为肺经络穴,可宣肺散邪;膻中为气会穴,可宽胸理气,调畅气机;尺泽为肺经合穴,可肃肺化痰,降逆平喘;肺俞为肺之背俞穴,可宣肺祛痰;定喘为平喘之效穴。

(二)虚证

治则:补益肺肾,止哮平喘。以相应背俞穴及手太阴、足少阴经穴为主。

主穴:肺俞、膏肓、肾俞、定喘、太渊、太溪、足三里。

配穴:肺气虚者,加气海;肺肾气虚者,加阴谷、关元、命门。喘甚者,加天突。

操作:定喘用刺络拔罐法,余穴用毫针补法。可酌用灸法或拔火罐法。

方义:肺俞、膏肓针灸并用,可补益肺气;补肾俞以补肾纳气;肺经原穴太渊配肾经原穴太溪,可充肺肾真原之气;足三里可调和胃气,以资生化之源,使水谷精微上归于肺,肺气充则自能卫外;定喘为平喘之经验效穴,取"急则治其标"之意。

第四节　中　暑

中暑是指夏令在烈日下暴晒或在高气温、高湿度的特殊环境中发生的一种急性病证,以突然头昏出汗、发热口渴、胸闷心悸、四肢无力,甚至面色苍白、恶心呕吐、神昏抽搐为临床特征。本证又称中暍、中热、冒暑等,俗称发痧。产妇、年老体弱者、慢性疾病患者、内分泌疾病患者及肥胖之人,较易发生中暑。本证有明显的季节性,且与具体炎热环境有关。轻症中暑称伤暑,又分为阴暑和阳暑。中暑见神昏者称暑厥,兼见抽搐者称暑风,皆为重症。

"中暑"证,中西医学名称相同。

一、病因、病机

本证或因体质虚弱,或处盛夏或高温环境,暑热或暑湿秽浊之气乘虚侵袭而发病。

(一)暑湿侵袭

暑多夹湿,侵犯人体,湿遏热伏;或素体阳虚,感受暑湿,热从寒化,气机被遏。

(二)暑热炽盛

暑热燔灼,汗出不止,气阴两脱;燔灼肝经,引动肝风,内犯心包,蒙蔽心窍。

二、辨证

(一)轻症

证候:头昏头痛,心烦胸闷,口渴多饮,全身疲软,汗多发热,面红,舌红,苔黄,脉浮数,此为阳暑。精神疲惫,肢体困倦,头昏嗜睡,胸闷不畅,多汗肢冷,微有畏寒,恶心呕吐,渴不欲饮,舌淡,苔黄腻,脉濡细,此为阴暑。

治法:清暑解表,和中化湿。

(二)重症

证候:暑厥可见神志不清,烦躁不安,高热无汗,体若燔炭,胸闷气促,舌红,苔燥无津,脉细促。暑风还可见到手足抽搐或痉挛,角弓反张,牙关紧闭,皮肤干燥,唇甲青紫等。

治法:清暑泄热,开窍熄风。

三、治疗

(一)针灸治疗

1.轻症

取穴:大椎、合谷、内庭、内关、足三里。

配穴:热甚者,加曲泽、委中。头痛者,加头维、太阳。恶心呕吐者,加中脘。

刺灸方法:阳暑针用泻法,阴暑针用平补平泻法。

方义:大椎、合谷、内庭并用,清泄暑热。内关是心包经之络穴,又通于阴维,阴维行于腹里,分布于胃、心、胸之间,有宽胸理气、和胃降逆的功效。足三里益气扶正,和中化湿,以防暑邪内犯。

2.重症

取穴:十宣、百会、水沟、曲泽、委中、曲池、阳陵泉。

配穴:角弓反张、抽搐者,加风府、太冲、承山、三阴交。牙关紧闭者,加颊车。烦躁不安者,加四神聪。

刺灸方法:针用泻法,十宣、曲泽、委中刺络出血。

方义:十宣点刺出血,以泄热开窍醒神。百会、水沟为急救要穴,共奏开窍之效。曲泽、委中用三棱针刺其浮络出血,有清营凉血之功。曲池泄热止痉。阳陵泉熄风止痉,舒筋通络。

（二）其他疗法

耳针:取皮质下、肾上腺、心、枕、耳尖,毫针强刺激,捻转 5 分钟,留针 30 分钟,也可采取耳尖放血法。

❖第十一章 骨科病证的推拿治疗❖

第一节 肩关节周围炎

肩关节周围炎简称"肩周炎",是指肩关节囊及关节周围软组织因劳损、退变、风寒湿侵袭等因素所致的一种慢性非特异性炎症。临床上以肩关节周围疼痛、活动功能障碍、肌肉萎缩为主要特征。本病好发于中老年人(50 岁左右),女性发病率高于男性,故有"五十肩"、肩凝症、肩关节粘连症、冻结肩之称。

一、病因、病理

肩关节周围炎的发病原因与年龄、气候环境、劳损及关节周围软组织病变有关。人到中年以后,形体气血渐衰,骨节疏弛,复感风寒湿邪,致使肩部气血凝滞,筋失濡养,筋脉拘急发为本病。

肩关节活动范围大,关节灵活,活动频繁,关节囊薄弱,参与肩部活动的肌肉、韧带、滑液囊多,易受到来自各方面的摩擦、挤压和牵扯,而致非特异性炎症或退变;肩部的急慢性劳损,可造成关节周围韧带、肌腱、关节囊广泛性充血、渗出、水肿、增厚、粘连,导致关节活动功能障碍。邻近组织的病变,如冈上肌肌腱炎、肩袖损伤、肩峰下滑囊炎等,日久也可引起肩关节功能障碍。上肢其他部位的骨折、脱位后的固定,使肩关节长期处于不活动状态,也是引起肩关节粘连的一个因素。

本病的发展过程可分为炎症期、粘连期和肌肉萎缩期。炎症期由于局部渗出、充血水肿明显,局部张力增加,刺激神经末梢而疼痛剧烈,其功能障碍以主动活动受限明显,而被动活动则不明显为主;粘连期由于关节囊及周围软组织广泛性粘连导致活动功能障碍,此期疼痛明显减轻,而关节主动活动和被动活动均受限;肌肉萎缩期由于粘连日久,因关节功能障碍出现失用性肌萎缩,尤以三角肌、冈上肌萎缩明显,萎缩的程度与病程时间的长短有关。

本病中医称"肩凝""漏肩风"等。筋络节,节属骨,骨为肾所主。人值中年之后,形体渐退,肾气将衰,肾气衰则不足以生精养髓,骨疏节弛,髓不足以养肝,则筋纵。若因动之太过,或跌仆闪挫,或劳伤筋节,气血瘀滞,筋拘节挛,日久,则筋肌节窍滞僵,或因气血失于疏导而瘀滞,或为风寒湿邪所客,寒凝气聚,气血痹阻,筋肌节窍失于濡养,筋肌拘结而不得舒展,节窍不得屈伸而僵固。脉络不通,不通则痛。久之筋脉失养,拘挛不用,发为本病。

二、诊断

(一)症状

(1)中年后发病,起病缓慢。多数患者有肩关节劳损史,少数可因感受风寒而急性发作。

(2)初起感患肩经常性酸楚疼痛,局部怕冷,有僵滞感,肩关节不灵活,甚者害怕活动。

(3)肩部疼痛,多数为钝痛,日轻夜重,肩部动作过大时则剧烈疼痛。疼痛可累及整个肩部,可向上臂及颈背部放散。

(4)活动受限,呈进行性加重,早期因疼痛所致,中后期因关节粘连所致。可影响穿脱衣服、梳头、洗脸、叉腰等动作。

(二)体征

1.压痛

肩关节周围均有广泛性压痛,在肩内陵、肩髃、秉风、肩贞等穴及三角肌前后部均有不同程度的压痛。

2.功能障碍

患肩前屈、后伸、外展、内收、旋内及旋外运动均有不同程度的障碍,尤其以上举、旋内后弯摸背障碍明显。

3.肌肉萎缩

病情较久者,患肩肌肉萎缩、僵硬,肩峰突起。肌肉萎缩以三角肌、冈上肌尤为明显。

(三)辅助检查

X线摄片检查可排除骨性病变。病程较久者可见有骨质疏松,肌腱、韧带不同程度的钙化征象。

三、治疗

(一)治疗原则

初期以舒筋通络,活血止痛为主;中期以松解粘连为主;后期以促进功能恢复为主。

(二)手法

滚法、一指禅推法、按法、揉法、拿法、摇法、扳法、搓法、抖法、擦法等。

(三)取穴与部位

肩内陵、肩髃、肩贞、秉风、天宗、臂臑、曲池等穴,肩关节周围、三角肌部。

(四)操作

(1)患者取坐位。术者站于患侧,以一手托起患肢手臂,另一手用滚法或按揉法在肩前部、三角肌、上臂至肘部往返治疗,同时配合患肢做外展、后伸和旋转活动。手法宜轻柔,时间约5分钟。

(2)继上势,术者一手托住患肢手臂,另一手在肩外侧、腋后部用滚法治疗,同时配合患肢做前屈、上举活动。手法宜轻柔,时间约5分钟。

(3)术者站于患侧,按揉肩内陵、肩髃、肩贞、秉风、天宗、臂臑、曲池等穴。手法宜深沉缓和,每穴约1分钟。

(4)继上势,术者将患肩抬至最大上举幅度,分别在肩前部、胸大肌、肱二头肌短头肌腱处和肩后部、大圆肌、小圆肌及冈下肌处,做按揉、弹拨手法治疗,手法宜深沉缓和,约3分钟。

(5)采用肩关节杠杆扳法。术者站于患肩侧背后,以一手前臂置于患肩腋下,另一手托其肘部使肘关节呈屈曲状,利用杠杆原理,一手上抬患肩,另一手将肘部向内侧推3~5次,以松解关节内粘连,增加关节活动度。

(6)术者站于患侧,做托肘摇肩法或大幅度摇肩法操作,操作时幅度应由小到大,顺时针、逆时针方向各5~8次。以松解粘连,促进功能恢复。

(7)术者站于患侧后方,在肩背部、冈下区用滚法、按揉法交替治疗,并提拿肩井穴、三角肌部,时间约3分钟。再在肩关节周围施擦法,以深透热为宜,以促进功能恢复。

(8)术者站于患侧,从肩关节至前臂用搓法往返3~5次。患肩外展约60°做抖肩法,时间1~2分钟。以起到舒筋活络时的作用。

四、注意事项

（1）注意肩部保暖，避免风寒刺激。

（2）初期患肩应减少活动量，以免炎性渗出增多。

（3）中、后期患肩应主动功能锻炼。

五、功能锻炼

肩关节周围炎功能锻炼应持之以恒，循序渐进。常用锻炼方法有以下几种，供选择应用。

（一）背墙外旋法

患者背靠墙站立，患肢屈肘 90°握拳，掌心向上，上臂逐渐外旋，尽可能使拳眼接近墙壁，反复进行。适用于外旋功能障碍者。

（二）越头摸耳法

患侧手指越过头顶摸对侧耳朵，反复进行。适用于梳头功能障碍者。

（三）面壁摸高法

患者面朝墙壁站立，患侧手沿墙壁做摸高动作，尽量使胸部贴近墙壁，反复进行。适用于上举功能障碍者。

（四）背后拉手法

双手放于背后，用健侧手握住患肢手腕部，渐渐向健侧拉并向上抬举，反复进行。适用于旋内后弯摸背功能障碍者。

（五）扶墙压肩法

患侧手外展扶墙，用健侧手向下压肩至最大幅度，反复进行。适用于外展功能障碍者。

（六）单臂环转法

患者站立，患肩做顺时针和逆时针方向交替的环转运动，反复进行。适用于旋转功能障碍者。

六、疗效评定

（一）治愈

肩部疼痛消失，肩关节功能完全或基本恢复。

（二）好转

肩部疼痛减轻，活动功能改善。

（三）未愈

症状无改善。

第二节　肩峰下滑囊炎

肩峰下滑囊炎是指其滑囊的急、慢性损伤所致的炎症性病变。临床上以肩峰下肿胀、疼痛和关节活动功能受限为主要症状的一种病证。本病又称三角肌下滑囊炎。

一、病因、病理

肩峰下滑囊位于三角肌深面，肩峰、喙肩韧带与肩袖和肱骨大结节之间，将肱骨大结节与三角肌、肩峰突隔开，冈上肌肌腱在肩峰下滑囊的底部。正常情况下，滑囊分泌滑液，起润滑作用，能减少肱骨大结节与肩峰及三角肌之间的磨损。肩峰下滑囊炎可分为原发性病变和继发性病变两种，以继发性病变为多见。原发性病变是因肩部遭受明显的直接撞击伤或肩部外展时受间接暴力损伤，使三角肌下滑囊受损，造成急性的肩峰下滑囊炎。继发性病变常因滑囊在肩峰下长期摩擦引起炎性渗出，滑囊周围邻近组织的损伤、劳损或退变，促使肩峰下滑囊产生水肿、增厚、囊内张力增高，或发生滑囊壁内互相粘连，从而限制了上臂外展和旋转肩关节的正常活动。同时由于炎症和张力的因素反射性地刺激神经末梢产生疼痛。冈上肌肌腱发生急、慢性损伤时，滑囊也同时受累，从而继发肩峰下滑囊的非特异性炎症。

肩峰下滑囊与三角肌下滑囊的囊腔是相通的，因而在病理情况下也是相互影响的。在手下垂时，三角肌下滑囊肿胀明显；当手上举时，则肩峰下滑囊肿胀明显。

本病属中医伤科"筋伤"范畴。肩髃部为手少阳经筋所循，手阳明、手太阴经筋所结。凡磕碰扭挫、慢性劳损，所循经筋受累，筋肌挛急，气滞血瘀，渗液积聚，故肿胀疼痛。久滞不散则筋肌失荣，拘僵牵掣。

二、诊断

（一）症状

（1）常有急、慢性损伤和劳损史，多继发于冈上肌肌腱炎。

(2)肩外侧深部疼痛,并向三角肌止点方向放散。疼痛一般为昼轻夜重,可因疼痛而夜寐不安。

(3)急性期可因滑囊充血水肿,三角肌多呈圆形肿胀。后期可出现不同程度的肌肉萎缩。

(4)初期肩关节活动受限较轻,日久与肌腱粘连而使活动明显受限,尤以外展、外旋受限更甚。

(二)体征

1.压痛

肩关节外侧肩峰下和肱骨大结节处有明显的局限性压痛;手下垂时则三角肌止点处饱满,有广泛性深压痛。

2.功能障碍

肩关节外展、外旋功能障碍。急性期多因疼痛引起,慢性期多因粘连而限制功能活动。

3.肌肉萎缩

病程日久可出现冈上肌萎缩,甚至三角肌也可出现失用性萎缩。

(三)辅助检查

X线摄片检查一般无异常,但可排除骨性病变。晚期可见冈上肌腱内有钙盐沉着。

三、治疗

(一)治疗原则

急性期以活血化瘀,活血止痛为主;慢性期以舒筋通络,滑利关节为主。

(二)手法

㨰法、一指禅推法、按法、揉法、拿法、弹拨法、摇法、搓法、抖法、擦法及运动关节类手法。

(三)取穴与部位

肩井、肩髃、肩髎、臂臑等穴,肩峰下方及三角肌止点处。

(四)操作

(1)患者取坐位。术者站于患侧,以一手托起患肢手臂,另一手用㨰法施术于患肩外侧,重点在肩峰下及三角肌部位。同时配合拿法,使之放松。时间约

5分钟。

（2）继上势，用按揉法或一指禅推法在肩井、肩髃、肩髎、臂臑等穴施术，并在三角肌止点处重点按揉，时间5～8分钟。

（3）继上势，术者用拇指弹拨肩外侧变性、增厚的组织，约3分钟。

（4）继上势，在患肩三角肌部位用冬青膏或按摩霜等做擦法，以透热为度。

（5）医者先用双手掌放置患肩前后做对掌挤压、按、揉操作，时间2～3分钟。然后用托肘摇肩法或大幅度摇肩法摇肩关节，搓肩部，牵抖上肢结束治疗。

四、注意事项

（1）急性期手法宜轻柔，可配合局部热敷，以促进炎症、水肿吸收；慢性期手法宜深透，应加强肩关节各方向的被动运动，防止关节枯连。

（2）急性期应以制动休息为主；慢性期应坚持肩关节主动功能锻炼。

五、功能锻炼

可参照"肩关节周围炎"的功能锻炼方法。

六、疗效评定

(一)治愈

肩部无疼痛及压痛，肿块消失，功能恢复正常。

(二)好转

肩部疼痛减轻，肿块缩小或基本消失，功能改善。

(三)未愈

症状无改善。

第三节　冈上肌肌腱炎

冈上肌肌腱炎又称冈上肌肌腱综合征、外展综合征，是指肩峰部由于外伤、劳损或感受风寒湿邪，产生无菌性炎症，从而引起肩峰下疼痛及外展活动受限。好发于中年以上的体力劳动者、家庭妇女和运动员。

一、病因、病理

冈上肌肌腱炎的发病与损伤、劳损及局部软组织的退行性病变有关。冈上肌是组成肩袖的一部分,起于肩胛骨冈上窝,止于肱骨大结节的上部,被视为肩关节外展的起动肌。由于冈上肌肌腱从喙肩韧带及肩峰下滑囊下面的狭小间隙通过,与肩关节囊紧密相连,虽然增加了关节囊的稳定性,但影响了本身的活动。冈上肌与三角肌协同动作使上肢外展,在上肢外展 60°～120°时,肩峰与肱骨大结节之间的间隙最小,冈上肌在其间易受肩峰与大结节的挤压磨损,继发创伤性炎症,充血、水肿、渗出增加,引起疼痛、活动功能受限。日久,可致肌腱肿胀、纤维化、粘连。肿胀的肌腱纤维一方面加重了肌腱的挤压、摩擦损伤,另一方面促进了钙盐沉积,以致继发冈上肌肌腱钙化。

本病可急性发作或慢性发作,后者患者因无明显的功能活动影响,很少诊治。

本病属于中医伤科"筋伤"范畴。手阳明经筋循肩络节,凡肩部用力不当,或扭肩伤及筋络,血瘀经络,筋肌挛急而为筋拘;或积劳成伤,气血瘀滞,久之不散;或为风寒湿邪所侵,肌僵筋挛,筋肌失荣,发为筋结。

二、诊断

(一)症状

1.发病

起病缓慢,有急、慢性损伤史或劳损史。

2.疼痛

肩部外侧疼痛,并扩散到三角肌附近。有时疼痛可向上放射到颈部,向下放射到肘部及前臂,甚至手指。

3.活动受限

患者害怕做外展活动,常外展到某一角度时突然疼痛而不敢再活动,为本病的主要特点。

(二)体征

(1)压痛。常位于冈上肌肌腱的止点,即肱骨大结节之顶部和肩峰下滑囊区、三角肌的止端。同时可触及该肌腱增粗、变硬等。

(2)功能障碍。患肩在外展 30°以内启动困难,在外展 60°～120°范围内疼痛加剧,活动受限,超过此活动范围则活动不受限。

(3)肌肉萎缩。病情较久者,患肩三角肌、冈上肌萎缩。

(4)疼痛弧试验阳性。

(三)辅助检查

X 线片检查,可排除骨性病变。少数患者可显示冈上肌肌腱钙化。

三、治疗

(一)治疗原则

舒筋通络,活血止痛。

(二)手法

㨰法、一指禅推法、按法、揉法、拿法、弹拨法、摇法、搓法、抖法、擦法等。

(三)取穴与部位

肩井、肩髃、肩贞、秉风、天宗、曲池等穴,肩关节周围、三角肌等。

(四)操作

(1)患者取坐位。术者站于患侧,以一手托起患肢手臂,另一手用㨰法施术于肩外部及肩后部、三角肌处,同时配合患肢做外展、内收和旋转活动。然后用拿法施术于同样部位,时间约 5 分钟。

(2)术者站于患侧,按揉肩井、肩髃、肩贞、秉风、天宗、曲池等穴,手法宜深沉缓和。时间每穴约1分钟。

(3)继上势,术者用拇指拨揉痛点及病变处,手法宜深沉缓和,时间约 3 分钟。

(4)继上势,医者先用双手掌放置患肩前后做对掌挤压、按揉,然后在肩关节外侧施掌擦法治疗,以透热为度。时间 3～5 分钟。

(5)摇肩关节,可选用托肘摇肩法或大幅度摇肩法操作。最后搓肩关节及上臂,牵抖上肢,结束治疗。时间 2～3 分钟。

四、注意事项

(1)急性损伤,手法宜轻柔缓和,适当限制肩部活动。

(2)慢性损伤,手法宜深沉内透,同时配合肩部适当功能锻炼。

(3)无论急、慢性损伤,在运用弹拨法时,刺激要柔和,不宜过分剧烈,以免加重损伤。

(4)注意局部保暖,可配合局部湿热敷。

五、功能锻炼

可参照"肩关节周围炎"的功能锻炼方法。

六、疗效评定

(一)治愈

肩部疼痛及压痛消失,肩关节活动功能恢复。

(二)好转

肩部疼痛减轻,功能改善。

(三)未愈

症状无改善。

第四节　肱骨外上髁炎

肱骨外上髁炎是指因急、慢性损伤而致的肱骨外上髁周围软组织的无菌性炎症。临床上以肘关节外侧疼痛,旋前功能受限为主要特征。本病为劳损性疾病,好发于右侧,并与职业工种有密切关系。常见于从事反复前臂旋前、用力伸腕作业者,如网球运动员、木工、钳工、泥瓦工等。因本病最早发现于网球运动员,故又名"网球肘"。

一、病因、病理

肱骨外上髁为肱桡肌及前臂桡侧腕伸肌肌腱的附着处。在前臂旋前位做腕关节主动背位的突然猛力动作,使前臂桡侧腕伸肌强烈收缩,最易造成急性损伤。其病理表现如下。

(1)桡侧腕伸肌肌腱附着处骨膜撕裂、出血、渗出、水肿,引起局部组织发生粘连、机化,或肌腱附着点钙化、骨化等病理改变。

(2)引起前臂腕伸肌群痉挛、挤压或刺激神经导致疼痛。

(3)肘关节囊的滑膜可能嵌入肱桡关节间隙,加剧疼痛。

(4)可能引起桡侧副韧带损伤,从而继发环状韧带损伤,而使疼痛范围扩大,甚至引起尺桡近侧关节疼痛。

(5)由于反复牵拉损伤,使肌腱附着点形成一小的滑液囊,渗出液积聚在囊内,致使囊内压力增高,反射性刺激局部组织和神经末梢,形成固定压痛。

本病属中医伤科"筋节损伤"范畴。肘节外廉为手阳明经筋所络结,其结络之处急、慢性劳伤,累及阳明经筋;或风寒湿邪客犯筋络,致使气血瘀滞,积聚凝结,筋络粘连,壅阻作痛,筋肌拘挛,则屈伸旋转失利。

二、诊断

(一)症状

(1)有急、慢性损伤史。

(2)肘关节桡侧疼痛,牵涉前臂桡侧酸胀痛。轻者症状时隐时现;重者反复发作,持续性疼痛。

(3)前臂旋转、腕背伸、提拉、端、推等活动时疼痛加剧,影响日常生活,如拧衣、扫地、端水壶、倒水等。

(二)体征

(1)肿胀:肱骨外上髁局部肿胀,少数患者可触及一可活动的小滑液囊。

(2)压痛:肱骨外上髁压痛,为桡侧腕短伸肌起点损伤;肱骨外上髁上方压痛,为桡侧腕长伸肌损伤;肱桡关节处压痛,为肱桡关节滑囊损伤;桡骨小头附近压痛,可能为环状韧带或合并桡侧副韧带损伤。可伴有前臂桡侧伸腕肌群痉挛、广泛压痛。

(3)前臂旋前用力时,肱骨外上髁处疼痛明显。

(4)前臂伸肌紧张试验阳性,网球肘试验阳性。

(三)辅助检查

X线摄片检查一般无异常,可排除骨性病变。有时可见钙化阴影或肱骨外上髁处粗糙。

三、治疗

(一)治疗原则

舒筋活血,通络止痛。

(二)手法

滚法、一指禅推法、按法、揉法、拿法、弹拨法、擦法等。

(三)取穴与部位

曲池、曲泽、手三里等穴,肱骨外上髁、前臂桡侧肌群。

(四)操作

(1)患者取坐位或仰卧位,将前臂旋前屈肘放于软枕上。术者站于患侧,用轻柔的㨰法从患肘部桡侧至前臂桡外侧往返治疗,可配合按揉法操作。时间3~5分钟。

(2)继上势,在肱骨外上髁部位用一指禅推法和弹拨法交替重点治疗,用拇指按揉曲池、手三里、曲泽、合谷等穴位,手法宜缓和,同时配合沿前臂伸腕肌往返提拿。时间3~5分钟。

(3)继上势,术者一手拇指按压肱骨外上髁处,其余四指握住肘关节内侧部,另一手握住其腕部做对抗牵引拔伸肘关节片刻,然后于肘关节完全屈曲位,前臂旋前至最大幅度时,快速向后伸直肘关节形成顿拉,连续操作3次。目的使滑液囊撕破,以利滑液溢出而吸收。

(4)继上势,在肱骨外上髁部用掌根或鱼际按揉,沿前臂伸腕肌群做按揉弹拨法治疗。时间约3分钟。施术后患者有桡侧三指麻木感及疼痛减轻的现象。

(5)最后,用拇指自肱骨外上髁向前臂桡侧腕伸肌推揉8~10次。以肱骨外上髁为中心行擦法,以透热为度。

四、注意事项

(1)疼痛剧烈者,手法宜轻柔缓和,以免产生新的损伤。
(2)治疗期间应避免做腕部用力背伸动作。
(3)注意保暖,可配合局部湿热敷。
(4)保守治疗无效时,可局部封闭治疗或小针刀治疗。

五、功能锻炼

患者屈患肘,用健侧手拇指按压肱骨外上髁痛点处,做患肢前臂向前向后的旋转活动,使旋转的支点落在肘外侧部。每天2次,每次1~2分钟。

六、疗效评定

(一)治愈

疼痛消失,持物无疼痛,肘部活动自如。

(二)好转

疼痛减轻,肘部功能改善。

(三)未愈

症状无改善。

第五节　肱二头肌长头腱腱鞘炎

肱二头肌长头腱腱鞘炎是指肩关节急、慢性损伤,退变及感受风寒湿邪等,导致局部发生创伤性炎症、渗出、粘连、增厚等病理改变,引起肩前疼痛和外展、后伸功能障碍的一种病证。本病是肩关节常见疾病之一。

一、病因、病理

肱二头肌长头肌腱起于肩胛骨盂上结节,越过肱骨头穿行于肱骨横韧带和肱二头肌腱鞘,藏于结节间沟的纤维管内,在肩部用力外展、外旋时,该肌腱在腱鞘内滑动的幅度最大。人到中年以后因退行性改变,使结节间沟底部粗糙或结节间沟底部骨质增生,沟床变浅,以及其他软组织因素造成肩部不稳等,均可增加肌腱的摩擦。长期从事肩部外展、外旋用力过度,加剧了肌腱与腱鞘的摩擦,造成腱鞘滑膜层慢性创伤性炎症。其病理表现为腱鞘充血、水肿,鞘壁肥厚,肌腱肿胀、粗糙、失去光泽,腱鞘内容积变小,处于超"饱和"状态,影响了肌腱在鞘内的活动,阻碍了肩关节的活动功能,甚至纤维粘连形成。

本病属于中医"筋伤""筋粘证"范畴。肩前部为手太阴经筋、络筋所聚,凡扭拉撞挫,伤及肩髃,或慢性积劳,致使血瘀凝聚,气滞不通而为肿痛;或风寒湿邪客于肩髃之筋,寒主收引,湿性重着,气血痹阻,筋失濡养,筋挛拘急,发为本病。

二、诊断

(一)症状

(1)发病缓慢,有急慢性损伤和劳损史。

(2)初起表现为肩部疼痛,可伴有轻度肿胀,以后逐渐加重,直至出现肩前或整个肩部疼痛。受凉或劳累后症状加重,休息或局部热敷后减轻,有时肩部有乏力感,提物无力。

(3)肩部活动受限,尤其以上臂外展、向后背伸及用力屈肘时明显,可向三角肌部放射,影响前臂屈肌。

(二)体征

1.压痛

肱骨结节间沟处有锐性压痛,少数患者可触及条索状物。

2.功能障碍

关节活动明显受限,尤其上臂外展再向后背伸时受限明显。肱二头肌收缩时,常能触及轻微的摩擦感。

3.特殊检查

肩关节内旋试验阳性,抗阻力试验阳性。

(三)辅助检查

X线摄片检查一般无病理体征,可排除骨性病变。病程较久者可有骨质疏松,肌腱、韧带不同程度的钙化征象。

三、治疗

(一)治疗原则

急性损伤者应以活血化瘀,消肿止痛为主;慢性劳损者应以理筋通络,松解粘连为主。

(二)手法

㨰法、一指禅推法、按法、揉法、拿法、弹拨法、摇法、搓法、抖法等。

(三)取穴与部位

肩内陵、肩髃、肩髎、肩贞、曲池、手三里等穴。

(四)操作

(1)患者取坐位。术者站于患侧,以一手托起患肢手臂,另一手用㨰法施术于肩前与肩外部。然后用拿法、一指禅推法施术于同样部位,重点在肱二头肌长头肌腱与三角肌前部,使之放松。时间约5分钟。

(2)继上势,术者用拇指按揉肩内陵、肩髃、肩髎、肩贞、曲池、手三里等穴,每穴约1分钟。

(3)继上势,术者用拇指弹拨结节间沟内的肱二头肌长头肌腱,手法宜深沉缓和,时间约3分钟。

(4)接上势,医者先用双手掌放置患肩前后做对掌挤压、按、揉操作。然后用托肘摇肩法或大幅度摇肩法摇肩关节,搓肩部,牵抖上肢结束治疗。时间3~5分钟。

四、注意事项

(1)疼痛剧烈者,手法宜轻柔缓和,适当限制肩部活动,尤其不宜做外展、外旋活动。

(2)慢性损伤,手法宜深沉内透,同时配合肩部适当功能锻炼。

(3)注意局部保暖,可配合局部湿热敷。

五、功能锻炼

可参照"肩关节周围炎"的功能锻炼方法。

六、疗效评定

(一)治愈

肩部疼痛及压痛点消失,肩关节功能恢复。

(二)好转

肩部疼痛减轻,功能改善。

(三)未愈

症状无改善。

❖ 参 考 文 献 ❖

［1］麦建益,何锦雄,马拯华,等.常见病中医诊断与治疗［M］.开封:河南大学出版社,2022.

［2］曹伟,李宗芬,王思栋,等.实用中医临床与针灸推拿［M］.哈尔滨:黑龙江科学技术出版社,2022.

［3］宋海燕.现代常见病中医诊断与治疗［M］.天津:天津科学技术出版社,2020.

［4］吕美珍.针灸推拿技术［M］.济南:山东人民出版社,2022.

［5］李其信,黄娜娜,曾令斌,等.实用中医疾病诊疗学［M］.开封:河南大学出版社,2022.

［6］杜革术.实用针灸推拿康复学［M］.济南:山东大学出版社,2021.

［7］程晓华.常见病的中医治疗与康复［M］.长春:吉林科学技术出版社,2020.

［8］许桂青.临床针灸与推拿实践［M］.哈尔滨:黑龙江科学技术出版社,2020.

［9］刘志勇.新编中医诊治学［M］.开封:河南大学出版社,2022.

［10］乔巧.现代临床针灸推拿精要［M］.长春:吉林科学技术出版社,2020.

［11］王少英.临床中医诊疗精粹［M］.北京:中国纺织出版社,2020.

［12］李慧梅.传统中医针灸推拿与康复［M］.天津:天津科学技术出版社,2020.

［13］黄福忠.中医诊治常见疾病［M］.成都:四川科学技术出版社,2021.

［14］张燕.中医疾病诊断与针灸推拿治疗学［M］.天津:天津科学技术出版社,2020.

［15］李西亮.现代针灸与推拿临床治疗学［M］.哈尔滨:黑龙江科学技术出版社,2020.

［16］杨林.中医专科特色治疗技术［M］.天津:天津科学技术出版社,2020.

［17］孔庆雪.常见病推拿与针灸治疗［M］.长春:吉林科学技术出版社,2020.

[18] 任永昊,孙敏,亓慧博,等.常见病的中医诊断与治疗[M].成都:四川科学技术出版社,2022.

[19] 吕明.推拿手法学[M].北京:中国医药科学技术出版社,2020.

[20] 陈秋明.临床疾病针灸治疗精要[M].郑州:郑州大学出版社,2020.

[21] 谢庆斌,徐先涛,王风,等.实用中医临床诊疗学[M].开封:河南大学出版社,2021.

[22] 牛琦云.临床疾病针灸特色疗法[M].长春:吉林科学技术出版社,2019.

[23] 成词松,诸毅晖.中医病证诊疗导论[M].北京:科学出版社,2022.

[24] 臧志伟.现代针灸与推拿[M].长春:吉林科学技术出版社,2019.

[25] 代丽娟.实用中医疾病综合治疗集锦[M].昆明:云南科技出版社,2020.

[26] 徐晓丽.精编针灸推拿治疗学[M].长春:吉林科学技术出版社,2019.

[27] 谢天心.中医四诊辨证与诸病治疗[M].北京:华龄出版社,2021.

[28] 聂兆伟.中医临床诊治与针灸推拿[M].长春:吉林大学出版社,2019.

[29] 张燕.中医疾病诊断与针灸推拿治疗学[M].天津:天津科学技术出版社,2020.

[30] 李瑞凤,王超,王增利,等.临床常见病中医特色辨证治疗[M].哈尔滨:黑龙江科学技术出版社,2021.

[31] 孙绍峰.中医针灸推拿治疗学[M].长春:吉林科学技术出版社,2019.

[32] 徐俊伟.实用中医临床治疗要点[M].开封:河南大学出版社,2021.

[33] 高雁鸿.当代针灸推拿临床实践技术[M].北京:科学技术文献出版社,2019.

[34] 陈晨.临床中医常见病治疗思路[M].北京:中国纺织出版社,2020.

[35] 刘智斌,陆萍.推拿手法学[M].上海:上海科学技术出版社,2019.

[36] 段益文,王芹芹,王春霞.浅析癫狂梦醒汤治疗失眠伴焦虑状态[J].光明中医,2022,37(22):4063-4065.

[37] 詹根龙,郑云华.自拟保元止痛方联合温针灸治疗寒凝心脉型真心痛的临床观察[J].中国中医急症,2019,28(5):885-888.

[38] 李广,翟文生,杨濛,等.从"五脏一体观"论治小儿遗尿[J].中国民族民间医药,2022,31(8):77-79.

[39] 林腾龙,陈金海.柴胡疏肝散治疗肝胃不和之痞满证临床观察[J].中国中医药现代远程教育,2022,20(19):65-66.

[40] 俞梦瑾,王昭章,林国辉,等.五色疗法软瘫方治疗虚症神昏的案例分析与理论探讨[J].临床医学进展,2021,11(1):383-390.